DE LA

MALADIE KYSTIQUE DU TESTICULE

DE LA

MALADIE KYSTIQUE

DU TESTICULE

PAR

LE Dr E. CONCHE

EX-INTERNE DES HOPITAUX,
MEMBRE DE LA SOCIÉTÉ DES SCIENCES MÉDICALES DE LYON,
MEMBRE CORRESPONDANT DE LA SOCIÉTÉ DE MÉDECINE
ET DE CHIRURGIE PRATIQUES DE MONTPELLIER.

LYON

IMPRIMERIE D'AIMÉ VINGTRINIER

RUE DE LA BELLE-CORDIÈRE, 14.

—

JUILLET 1865.

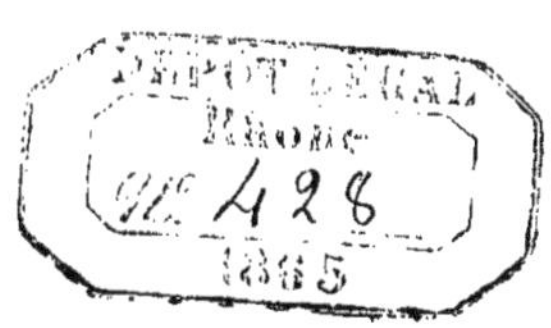

DE LA

MALADIE KYSTIQUE DU TESTICULE

INTRODUCTION.

Dans ce travail, nous nous proposons d'établir les conclusions suivantes :

1° La maladie kystique du testicule a pour siége anatomique le tissu conjonctif qui forme le corps d'Highmore, ou qui unit entre eux les tubes séminifères.

2° Elle est due à un trouble apporté dans la vitalité de ce tissu, trouble caractérisé par le développement simultané d'une quantité plus ou moins grande d'éléments fibreux et de petites cavités, qui, par la formation d'une couche épithéliale à leur intérieur, constituent les kystes dont est criblée la trame de la tumeur.

Si, maintenant, nous considérons : 1° qu'une variété des tumeurs kystiques de l'ovaire, du rein, etc, variété de tumeurs que l'on pourrait désigner sous le nom de fibro-kystique, est constituée par des kystes développés dans le tissu cellulaire ou tissu conjonctif de ces organes, ainsi que l'ont

prouvé les recherches de MM. Cruveilhier (1), Rayer (2),
Scanzoni (3), Ollier ; — 2° que ces tumeurs, comme celles
du testicule, sont formées par une trame fibreuse, plus ou
moins considérable, de nouvelle formation, au milieu de
laquelle sont disséminés les kystes ; — nous serons amenés
à rapprocher les unes des autres ces diverses tumeurs kystiques et à les considérer comme étant l'expression d'un même
trouble pathologique.

Aussi, cette variété de tumeurs kystiques du testicule,
de l'ovaire, du rein, bien qu'elle ait dans chacune de ces
glandes une figure spéciale en raison des conditions parti-
culières de l'organe dans lequel elle se développe, ne doit-
elle pas être considérée comme une maladie propre à tel ou
tel organe, mais comme une maladie du tissu qui forme la
gangue de tous ces organes, une maladie du tissu fibreux.

Telle serait également, pour M. Lebert, d'après des renseignements oraux qu'il nous a donnés avec une bienveillance dont nous sommes heureux de le remercier ici, l'origine de certaines tumeurs kystiques, des glandes, des os, etc.,
tumeurs qui, reconnaissant pour cause l'état pathologique
du tissu conjonctif dont nous parlons, pourraient se rencontrer, comme le tissu fibreux qui est leur point de départ,
dans toutes les parties de l'économie.

C'est donc dans le cadre pathologique si vaste du tissu
fibreux que nous paraissent devoir rentrer les tumeurs fi-
bro-kystiques, à côté des tumeurs fibreuses simples, des
tumeurs fibreuses compliquées de productions cartilagineuses ou osseuses, productions qui ne sont elles-mêmes
qu'une transformation, pathologique dans ces cas, des éléments du tissu fibreux.

(1) Cruveilhier (Anat. path., liv. VI).
(2) Rayer (Maladies du rein, liv. VIII).
(3) Kystes décrits par M. Ollier sous le nom de kystes inters-
titiels, et par Scanzoni sous celui de cysto-sarcômes.

Cadre pathologique que viennent encore agrandir les recherches modernes en montrant que le tissu conjonctif, vrai squelette de l'économie, servant de support et de moyen d'union pour tous les éléments constitutifs des organes, ici par exemple pour des cellules nerveuses ou glandulaires, là pour les sels osseux, les fibrilles musculaires, les tubes nerveux, etc., ne peut subir, au-delà de certaines limites un travail hyperplasique sans qu'il n'en résulte les troubles les plus divers.

Troubles qui proviennent de ce que l'élément spécial de chaque organe étant comprimé par suite du développement excessif du tissu connectif ambiant, voit ses fonctions de plus en plus compromises et tend lui-même à disparaître.
— D'où une grande classe de maladies (sclérose et hypertrophie fibreuse) qui toutes, reconnaissant la même cause, l'hyperplasie connective, se révèleront par les symptômes les plus variés, aboutiront aux résultats les plus divers, suivant que le trouble du tissu conjonctif se manifestera dans tel ou tel organe, ainsi qu'on l'a constaté dans la rétine, dans les nerfs, dans le cerveau, dans les ganglions nerveux, dans la moelle, dans les glandes, etc.

Cadre pathologique dans lequel, enfin, les tendances actuelles à considérer le pus (1), le tubercule (2), le cancer (3) comme résultant d'un trouble dans la vitalité de la cellule plasmatique, viennent encore faire rentrer ces produits morbides.

C'est un de ces états pathologiques du tissu fibreux que nous allons étudier dans ce travail, considération qui nous a entraînés dans les quelques aperçus précédents.

Nous remercions M. Salleron, chirurgien en chef de l'hôpital militaire de Lyon, de la bienveillance avec laquelle il

(1) Virchow. Path. cell., p. 379.
(2) Id., p. 399. — Villemin, *Du tubercule*. Strasbourg, 1862.
(3) Virchow, id., p. 382.

nous a permis de recueillir dans son service plusieurs des observations que nous publions aujourd'hui, avec laquelle, aussi, il s'est associé à nos recherches, en voulant bien examiner avec nous les cinq tumeurs kystiques que nous avons pu observer ; recherches communes qui, nous ne saurions trop nous en féliciter pour notre part, nous ont conduits à la même manière d'envisager la maladie kystique du testicule.

Dans la première partie de ce mémoire, aux détails anatomiques que nous recueillerons sommairement dans les auteurs qui nous ont précédé, nous ajouterons l'exposé de nos observations : matériaux qui, dans la seconde partie, nous permettront de tracer d'une manière générale l'histoire de cette affection peu connue encore, et qui cependant le serait depuis longtemps, si A. Cooper et la plupart des auteurs qui l'ont suivi avaient cru devoir exposer avec des détails suffisants les faits qu'ils avaient observés.

DEUXIÈME PARTIE.

II.

RÉSUMÉ HISTORIQUE

DES OBSERVATIONS ET TRAVAUX SUR LA MALADIE KYSTIQUE.

En 1804, A. Cooper pratique, sur un sujet âgé de 49 ans, la première ablation de testicule kystique dont il fasse mention, puis il ne tarde pas à en rencontrer plusieurs autres et à donner de cette affection, qu'on confondait antérieurement à lui avec les sarcômes ou sarcocèles et les hydrocèles enkystées du corps du testicule, la première description sous le nom de *Cystic disease of the testis*, nom que ses traducteurs rendirent par celui de *maladie enkystée du testicule.*

Dans l'étude qu'il fait de cette maladie (1), l'illustre chirurgien la considère comme une maladie tubulaire, c'est-à-dire ayant pour siége les canaux séminifères; — il donne sept signes, discutables en partie, qui permettent, d'après lui, de la reconnaître des autres affections du testicule; — insiste sur son diagnostic d'avec l'hydrocèle; — puis regardant les tumeurs kystiques comme étant toujours de nature bénigne, il en conseille l'ablation dans tous les cas, et enfin rapporte d'une manière malheureusement incomplète quatre observations de tumeurs kystiques.

(1) A. Cooper. (Trad. d'A. Cooper par MM. Chassaignac et Richelot, *Maladie enkystée du testicule*).

Si nous consultons les auteurs anglais qui, à l'exemple d'A. Cooper, se sont occupés de la maladie kystique, nous voyons Paget remarquer le volume et la nature essentiellement fibreuse de la trame de ces tùmeurs, qu'il était porté à considérer comme une variété de tumeurs fibreuses du testicule (1).

En 1852, Hancock enlève un testicule kystique, du poids énorme de 2,180 gr., et dont Hogg publia la description (2). L'examen de ce testicule, le plus volumineux de ceux qu'ait vus Curling (3), permit à ce dernier auteur de reconnaître que ce testicule, primitivement kystique, renfermait une *quantité considérable de noyaux fibro-cartilagineux qui formaient la plus grande partie de la tumeur et tendaient à oblitérer les kystes*, dont le contenu était, dans les uns, du sang coagulé, dans les autres des flocons fibrineux en apparence, ou un liquide de couleur jaune paille.—Le malade (4) qui fait le sujet de cette observation, après avoir conservé, pendant un ou deux ans après l'opération, une santé satisfaisante, finit cependant par mourir, par suite du développement de tumeurs cancéreuses internes (5).

En 1855, Thompson pratique l'ablation d'une tumeur kystique dont MM. Curling et Clark firent l'étude anatomique. « La matière cholestéatomateuse était très-abondante « et formait avec de nombreuses petites masses d'enchon-

(1) Paget. *Lectures on chirurgical path.*, t. II, p. 137.

(2) *Transactions of the pathological Society*, t. IV. — Gyoux. p. 2.

(3) Curling, p. 415.

(4) Les tumeurs kystiques observées par MM. Hancock, Thompson, Jouon, Cruveilhier, Letenneur, Zambaco, devant être, à propos de l'enchondrome du testicule, le sujet d'une discussion importante, nous croyons devoir rapporter dans cet historique leur résumé anatomique.

(5) Gyoux, thèse, p. 27.

« drome la partie supérieure de la tumeur, bien distincte
« de l'inférieure qui était la plus volumineuse et *qui con-*
« *sistait surtout en kystes et en matière encéphaloïde.....* *Il*
« *a semble aussi, dans ce cas, que la structure kystique avait*
« *été plus parfaite à la première période de la maladie qu'au*
« *moment de l'opération* (1). — Observation remarquable
par la rapidité avec laquelle la maladie repullula dans les
ganglions lombaires, ainsi que dans les poumons, qui étaient
cancéreux, lors de la mort du malade, qui eut lieu cinq
mois après l'opération (2)

En 1856, dans la deuxième édition de son *Traité des
maladies du testicule* (3), Curling, se fondant sur l'étude
anatomique et micrographique qu'il avait faite avec
MM. Queckett et Clark des tumeurs kystiques qu'il avait
lui-même enlevées, ou qui lui avaient été communiquées
par d'autres chirurgiens, donne la description la plus complète jusqu'à présent de la maladie kystique.

Dans cette description, Curling reconnaît la nature fibreuse de la trame de la tumeur, l'intégrité des tubes séminifères, ainsi que de l'épididyme, ce qui le conduit à rejeter les opinions d'A. Cooper et de Robin, et à placer le point
de départ des kystes dans les canaux du corps d'Highmore.
Il reconnaît encore que ces tumeurs peuvent se compliquer
de la présence de petites masses de cartilage ; enfin, passant
à la nature de cette maladie, il admet que, bénigne le plus
souvent, elle est cependant parfois maligne. — Dans cette
description, dont nous avons presque toujours constaté la
justesse, il rapporte brièvement l'observation de deux malades qu'il a opérés : — l'un, jeune médecin qui mourut 18
mois après par suite de généralisation cancéreuse ; — l'autre
qui, cinq ans après l'opération, jouissait de la meilleure

(1) Curling, p. 418-419.
(2) *Trans. of. the path. Society*, t. VI. p. 240.
(3) Curling, p. 408-421.

santé et que l'on peut, par conséquent, regarder comme
guéri.

M. Hawkins, dans une visite que fit Curling au musée de
l'hôpital St-Georges, lui montra deux testicules kystiques,
qui tous deux renfermaient des cellules cancéreuses ; *dans
l'un d'eux, on trouva, en outre, des parcelles de cartilage.* —
Se fondant sur l'histoire des malades auxquels avaient ap-
partenu ces tumeurs, et qui tous deux moururent deux ans
après, par suite du développement de tumeurs cancéreuses
internes, Hawkins regardait la maladie kystique comme une
affection de nature maligne (1).

En 1863, M. Hughes présenta à la Société de pathologie
de Dublin un testicule kystique, dans l'intérieur duquel on
trouva une certaine quantité de noyaux cartilagineux et
osseux. — Le malade qui fait le sujet de cette observation
ne tarda pas à sortir de l'hôpital assez bien remis.

Comme on le voit, l'étude de la maladie kystique est essentiellement d'origine anglaise.

Examinons maintenant la part qui revient aux travaux
français dans la connaissance de cette affection. — Si l'on
consulte les traités classiques de chirurgie, on ne trouve
que de courtes et incomplètes descriptions. — Ainsi, Boyer
parle à peine des tumeurs kystiques, dont il fait une variété
de sarcocèle cancéreux et qu'il compare aux kystes de l'o-
vaire (2).

Vidal dit qu'il n'a pas eu l'occasion d'observer cette maladie, dont il donne une description tout à fait écourtée,
empruntée soit à A. Cooper, soit à Curling (3).

Nélaton, qui cependant a observé cette affection (4), en

(1) Curling, p. 416.
(2) Boyer (Mal. chirurg.. t. VI, p. 727.
(3) Vidal, t. V, p. 202.
(4) Obs. de M. Trélat citée plus loin.

donne aussi une courte description, empruntée également en grande partie à Curling (1). •

Cependant, antérieurement à ces deux derniers auteurs, la maladie kystique avait été l'objet de quelques travaux. — Ainsi Aug. Bérard rappelle dans sa thèse un certain nombre d'observations de tumeurs kystiques désignées sous le nom de kystes testiculaires, et fait rentrer cette affection dans l'hydrocèle enkystée du testicule (2).

Velpeau, séparant les kystes du testicule de l'hydrocèle enkystée, dit quelques mots du contenu des vacuoles ou locules, qui constituent les tumeurs kystiques, qu'il range dans la classe des cancers colloïdes (3).

Cruveilhier en donne une belle observation avec dessin dans son anatomie pathologique (4), sous le nom de *cancer alvéolaire, avec matière perlée*. — Dans cette observation, le savant auteur reconnaît la nature fibreuse de la trame de la tumeur qu'il considère comme une nouvelle formation, constate l'intégrité des tubes séminifères et leur indépendance d'avec la tumeur « qui contenait un nombre prodi-
« gieux de *cellules ou kystes à parois fibreuses*, petites,
« renfermant, les unes une matière perlée, sans adhérence
« aux cellules, représentant des perles de la plus belle eau,
« d'autres de la sérosité, *quelques-unes de la matière dense,*
« *cartilagineuse,* d'autres qui contenaient une matière pu-
« riforme. » — Observation qui doit être considérée, ainsi que l'a fait M. Gosselin, comme un type d'affection kystique maligne, puisque le malade, dix mois après l'opération, mourut par suite du développement de tumeurs cancéreuses

(1) Nélaton. Path. chirurg., t. V, p 555-557.
(2) Bérard, thèse de concours, 1834 (*Des divers engorgements du testicule*).
(3) Velpeau. Dictionn. en 30., t. XXIX, p. 489.
(4) Cruveilhier (*Anat. path.*, t. I, liv. X, pl. i.

des deux premières côtes, des septième et huitième vertè-
bres cervicales et de compression de la moelle.

A partir de ce moment, nous trouvons une série de pré-
sentations de tumeurs kystiques à la Société anatomique de
Paris. — En 1838, M. Letenneur (1) présente à cette Société une tumeur dont l'examen anatomique montra « de
« l'encéphaloïde cru ou ramolli, du tissu cartilagineux, *du
« tissu fibreux et de petits kystes,* enfin de la matière tuber-
« culeuse. » — Tumeur qui, d'après cette description et
les renseignements qui nous ont été communiqués par l'observateur, nous semble offrir tous les caractères des tumeurs
qui, primitivement kystiques et compliquées de productions
cartilagineuses, deviennent plus tard cancéreuses et perdent progressivement leur aspect primitif, ainsi que nous
le verrons plus loin (2).

En 1852, M. Zambaco présente à la même Société une
tumeur qui, à l'examen microscopique fait par Lebert, présenta « un noyau d'apparence cartilagineuse, surtout à la
« coupe fraîche, mais avec plus de mollesse et *avec un mé-
« lange de petits kystes* assez semblables, *au milieu du tissu
« environnant,* aux vésicules de Graaf de l'ovaire (3).

La même année, dans une thèse pour l'agrégation soute-
nue devant la Faculté de Montpellier, M. Moutet rapporte
l'observation d'un sujet de 22 ans qui, après avoir eu une
orchite blennorrhagique à gauche, vit ce testicule augmenter considérablement de volume. — La tumeur, enlevée 7
mois après son début, était constituée uniquement par une
trame fibreuse criblée de kystes, — Le sujet, bientôt guéri
de l'opération, sortit de l'hôpital et fut perdu de vue.

---

(1) Letenneur (Bulletins de la Société anat., 1838, et Gyoux,
p. 9.)
(2) Voir *Anat. path.*
(3) Zambaco (Bulletins de la Société anat., 1852, et Gyoux,
p. 9).

En 1854, M. Trélat publie une excellente observation
recueillie dans le service de M. Nélaton (1). — Dans cette
observation, l'auteur discute avec raison la valeur des sept
signes donnés par A. Cooper comme propres à la maladie
kystique ; — il note l'intégrité de l'épididyme et des canaux
séminifères, la nature fibreuse de la trame de la tumeur
qu'il considère comme une nouvelle production formée par
un amas anormal d'éléments normaux, et qu'il compare aux
lipômes, aux tumeurs fibreuses ; — enfin, se fondant sur ce
que ces tumeurs ne présentent que des éléments normaux,
il conclut à leur bénignité.

En 1856, MM. Robin et Ordonez (2), se fondant sur deux
points principaux : 1º l'intégrité et la position des tubes
séminifères qui se retrouvent sur les côtés de la tumeur et
ne peuvent, par conséquent, être considérés comme le siége
des kystes; — 2º une certaine analogie qui existerait, d'après
eux, entre la structure des tumeurs kystiques et celle de la
première portion de l'épididyme, placent dans cet organe
le point de départ de la maladie, dans les sarcocèles kystiques et encéphaloïdes.

En 1857, dans un remarquable mémoire qu'il présenta à
l'Académie de médecine de Paris, sur les kystes intra et
extra-testiculaires, M. Gosselin parle brièvement des kystes
intra-testiculaires ou tumeurs kystiques, dont il dit avoir
vu deux exemples dans les séances de la Société anatomique (1853-1854). — Dans sa traduction de l'ouvrage de
Curling, M. Gosselin remplace le nom de *maladie enkystée
du testicule* par celui de *maladie kystique*, nom qui, généralement accepté aujourd'hui, remplace aussi ceux de kystes
intra-testiculaires, de sarcôme ou sarcocèle kystique, sous

____

(1) Trélat, *Arch. de méd.*, janvier 1854.
(2) *Arch. de méd.*, 1856, p. 527-543. — De l'origine épididymaire des tumeurs dites sarcocèles encéphaloïdes et kystiques
du testicule. — Robin et Ordonez.

lesquels cette maladie était encore désignée en France. —
Enfin, dans le même ouvrage, M. Gosselin rapporte l'observation résumée d'une tumeur kystique enlevée par Roux,
tumeur qui, bien que d'un aspect complètement bénin, fut
cependant suivie de généralisation et de mort du malade
quelques mois après; aussi admet-il avec Curling que les
tumeurs kystiques peuvent être malignes.(1).

En 1859, M. Jouon présente à la Société anatomique une
tumeur kystique. Dans l'observation dont il accompagna la
présentation de cette tumeur, qu'il considère comme s'étant
développée dans un dédoublement de l'albuginée, l'auteur
dit : « qu'on rencontra au-dessous de l'albuginée et d'une
« petite couche de tissu testiculaire jaunâtre, tassée à la
« périphérie de la tumeur, *une agglomération de kystes*
« *séreux ou un peu hématiques mélangés de petites masses*
« *de cartilage pur, de la grosseur d'un grain de chenevis*
« *en moyenne*; ces produits morbides déposés au milieu
« d'une gangue fibreuse peuvent être énuclés de la couche
« testiculaire et ne paraissent pas y avoir pris naissance...
« *Les petits noyaux cartilagineux ont bien évidemment leur*
« *origine dans la gangue fibreuse.* »

Dans son grand ouvrage d'anatomie pathologique, Lebert (2), dans un chapitre qu'il consacre aux altérations du
testicule et de ses enveloppes, parle de la maladie kystique.
Il reconnaît que ces tumeurs sont constituées par un tissu
fibro-gélatineux ou fibro-plastique, qui forme une espèce
de charpente aréolaire, au milieu de laquelle se trouvent
disséminés de petits espaces kysteux ; — enfin il partage
l'opinion d'A. Cooper, en admettant que les kystes sont formés par la dilatation d'une multitude de canaux séminifères;
— manière d'envisager la maladie kystique que le savant

(1) Curling, p. 417.
(2) Lebert, p. 400-401.

professeur n'a pas tardé à modifier, ainsi qu'on l'a vu précédemment (1).

En 1861, pour la première fois en France, la maladie kystique est prise pour sujet de thèse par M. Boutin (2). L'auteur rapporte deux nouvelles observations. — L'examen microscopique des deux tumeurs fait par M. Guyot, professeur à l'Ecole de médecine de Rennes, montra *l'existence d'une trame fibreuse, au milieu de laquelle se développaient des parcelles de cartilage en dehors des kystes qui formaient la masse de la tumeur.* — Le malade qui fait le sujet de la première observation mourut, deux mois après l'opération, de pneumonie, et l'autopsie permit de constater l'absence de toute trace d'engorgement ganglionnaire et de généralisa_tion. — Le malade de la seconde observation se portait bien 17 mois après l'opération, temps trop court également pour porter un jugement définitif sur la nature de la tumeur. — Passant au point de départ de la maladie, M. Boutin se fondant sur les recherches de Robin et de Curling, admet que tantôt ce point de départ se trouve dans l'épididyme, tantôt, au contraire, dans le *rete testis*; il admet aussi la nature tantôt bénigne, tantôt maligne de ces tumeurs, qu'il considère à tort comme se développant le plus souvent de 40 à 50 ans.

La même année, faisant du diagnostic des tumeurs du testicule le sujet de sa thèse (3), M. Desprès, dans le chapitre qu'il consacre au diagnostic de la maladie kystique, dit en avoir vu un cas dont il donne le résumé suivant : « Le testicule était rempli de kystes inégaux, à parois « minces, pleins d'un liquide séreux et tous enveloppés « dans la tunique albuginée amincie. » — Il cite encore

(1) Introduction de ce mémoire.
(2) Boutin, *Mal. kyst. du test.* — Paris, 1861, n° 233.
(3) Desprès (*Essai sur le diagnostic des tumeurs du testicule*). Paris, 1861, n° 233, p. 76.

une observation, qu'il considère à tort, ce nous semble, comme un cas de tumeur primitivement kystique : « Le « testicule incisé montre à l'intérieur un kyste uniloculaire « contenant du liquide chocolat, la paroi est mince, pré- « sente des traces de cloisons. » — Tumeur qui nous paraît bien plutôt être ou une hématocèle sous-albuginée, ou un cancer hématode du testicule.

Passant ensuite au diagnostic des tumeurs kystiques, M. Després énumère les caractères distinctifs de ces tu- meurs, donnés par A. Cooper, et en discute la valeur. — Enfin, mentionnant la tumeur enlevée par Roux, et dont l'observation est rapportée par M. Gosselin, M. Després commet une légère erreur en présentant cette tumeur comme renfermant des kystes à parois cartilagineuses, puis- que M. Gosselin dit expressément : « En fendant la pièce, « nous la trouvâmes composée de kystes contenant une « sérosité claire, sans mélange de cartilage ni d'autres ma- « tières (1). »

La même année encore, M. Cade rapporte (2) l'observa- tion d'un jeune moine de 26 ans, auquel il enleva, le 2 no- vembre 1859, une tumeur kystique qui datait de deux ans. — Incisée, la tumeur offrit « une masse de kystes renfer- « mant, les uns, un liquide séreux, limpide ; les autres un « liquide épais brunâtre. — La maladie qui avait envahi « l'épididyme et en avait amené la dégénérescence s'arrê- « tait au cordon qui était dans son état normal. » — Au milieu du désordre auquel étaient en proie les diverses par- ties du testicule, l'auteur aurait pu, dit-il, constater l'inté- grité parfaite du *rete testis*. — Le sujet de cette observation guérit promptement et, d'après des renseignements récents qu'a bien voulu nous donner l'auteur, jouit actuellement

(1) Curling, Annot. de Gosselin, p. 417.
(2) *Montpellier médical*, t. VI, n° 3.

d'une santé parfaite, c'est-à-dire six ans après l'opération, et peut donc être considéré comme définitivement guéri.

En Allemagne, Virchow décrit deux tumeurs kystiques du testicule, de la collection de Vürzbourg, sous le nom de fibro-cystoïdes *avec production de cartilage* et de petites tumeurs perlées contenant beaucoup de cholestérine. — Ce savant auteur tire, comme Curling, la conclusion que le *rete testis* est le point principal de départ de ces productions cystoïdes en général (1).

Examinons maintenant, dans leurs rapports avec la maladie kystique, une série de travaux qui ont paru récemment en France sur l'enchondrome du testicule. — Dans sa thèse, M. Audé fait d'abord l'étude de l'enchondrome envisagé d'une manière générale, puis l'examinant suivant les organes dans lesquels on le rencontre, il admet avec Curling que les tumeurs kystiques du testicule se compliquent souvent de la présence de noyaux cartilagineux (2).

En 1861 parurent deux travaux importants sur l'enchondrome du testicule, nous parlons de la thèse de M. Gyoux et du mémoire que présenta à la Société de chirurgie M. Dauvé. — Dans le premier de ces travaux (3), M. Gyoux, ainsi, du reste, que M. Dauvé, donnant le nom d'enchondrome du testicule à toutes les tumeurs dans lesquelles on rencontre du cartilage, quelle que soit leur nature primitive et essentielle, est conduit à admettre que l'enchondrome peut se rencontrer : 1º à l'état isolé ; — 2º uni à des kystes ; — 3º uni à l'encéphaloïde et à des kystes ; puis à présenter sous le nom d'enchondrome du testicule, pour cette seule raison qu'on y rencontre du cartilage, les tu-

(1) Virchow, *Arch. de pathol.*, t. VIII.

(2) Audé, *Etude sur l'enchondrome en général.* — Thèse, Paris 1859, nº 137, p. 70.

(3) Gyoux, *De l'enchondrome du testicule*, thèse de Paris, nº 73. 1861.

meurs kystiques de MM. Cruveilhier, Letenneur, Hogg, Thompson, Zambaco, Jouon; — tumeurs qu'il rapproche des enchondromes observés par A. Cooper, MM. Paget, Richet, Dauvé.

Dans son remarquable mémoire, dont nous n'examinerons également que ce qui a trait à notre sujet, M. Dauvé (1) admet que l'association de la maladie kystique avec les noyaux cartilagineux est tellement rare qu'il n'en reconnaît qu'un exemple, à savoir la tumeur enlevée par Hancock; puis il reconnaît trois faits de tumeurs kystiques offrant de l'encéphaloïde et des noyaux cartilagineux, faits qui sont ceux de Thompson, de Hawkins, de Cruveilhier.

A ce mémoire succéda bientôt le rapport de M. Béraud, dans lequel le savant rapporteur partageant l'opinion de M. Dauvé, à savoir la rareté des tumeurs kystiques offrant des noyaux cartilagineux, arriva même à se demander s'il existait un seul exemple de cette association ; — opinion que de nombreux faits nous permettront de combattre dans ce mémoire.

La même année, M. Goffres, médecin principal, tenant surtout compte de la quantité de cartilage qu'il rencontra dans une tumeur kystique qu'il avait enlevée à un sujet de 24 ans, en publie l'observation sous le nom d'enchondrome du testicule (2). En consultant la description de cette tumeur, qui nous paraît se rapprocher, par la quantité de cartilage qu'elle renfermait, de celle enlevée par Hancock, on voit qu'elle était composée d'une trame fibreuse, au milieu de laquelle on rencontra, d'une part, de petits kystes de 2 à 3 millimètres, et, d'autre part, une quantité

(1) Mémoire sur l'enchondrome du testicule, présenté en 1861 à la Société de chirurgie, et dont on peut trouver les conclusions dans le rapport de M. Béraud *(Gazette des hôpitaux*, 1862, p. 15-16.

(2) *Gazette des hôpitaux*, octobre 1861, p. 485.

considérable de productions cartilagineuses, soit sous forme de noyaux de volume variable, irrégulièrement disséminés, soit sous celle de cloisons qui séparaient les lobules dont se composait la tumeur. Enfin, immédiatement au-dessous de l'albuginée, on trouva une couche de substance tuberculeuse.

Viennent enfin les sept observations que nous publions aujourd'hui et qui, avec les divers documents précédents, les seuls que nous ayons pu nous procurer, forment l'ensemble des matériaux que nous avons consultés avant d'essayer de tracer l'histoire de la maladie kystique du testicule.

TABLEAU STATISTIQUE.

AUTEURS.	N°	AGE.	DÉBUT DE LA MALADIE. ÉTIOLOGIE. (D.)	(E.)	CÔTÉ DE LA TUMEUR.	DATE DE L'OPÉRATION.	STRUCTURE DE LA TUMEUR.	RÉSULTAT DE L'OPÉRATION.	RÉSULTATS DÉFINITIFS A DATER DE L'OPÉRATION.	CAUSES DE LA MORT.
A. Cooper.	1	49 ans.	2 ans.		test.gauc	1804	. fib. kyst.	Guérison	Incertain.	
	2	20 »	1 an.				. fib. kyst.	»	»	
	3	30 »	5 ans.			1809	. fib. kyst.	»	»	
	4						. fib. kyst.	»	»	
	5	90 »					. fib. kyst.	»	»	
Gosselin.	6					1837	. fib. kyst.	»	Mort quelq.mois	Cachex. canc.
Letenneur.	7					1838	.fib.k.cart.enc.et tub.	»	Inconnu.	
Cruveilhier	8	27 »	2 ans.		» gauc.		. fib. kyst. cart.	»	Mort 10 mois.	Canc. multipl.
	9						r. f. k. cart. cell. canc.	»	Mort 2 ans.	Tum.canc.int.
Hawkins.	10						, f. k. cell. canc.	»	Mort 2 ans.	Tum.canc.int.
Curling.	11	32 »	18 mois				. fib. kyst.	»	Mort 18 mois.	Tum.canc.int.
	12	37 »	7 mois			1852	. fib. kyst.	»	Guér. 5 ans.	
Hogg.	13	30 »	18 mois	Coups	» gauc.	1852	. fib. kyst. cart.	»	Mort 18 mois.	Tum.canc.int.
Tambaco.	14	23 »		Coups			. fib. kyst. cart.	»	Inconnu.	
Mortet.	15	22 »	7 mois	Orch.bl.	» gauc.	1852	. fib. kyst.	»	»	
Trélat.	16	40 »	2 ans.		» droit.	1853	. fib. kyst.	»	»	
Thompson.	17	25 »	7 mois	Coups	» droit.	1855	. fib. k. cart. m. enc.	»	Mort 5 mois.	Tum.canc.int.
	18	35 »	10 mois	Coups	» droit.	1859	. fib. kyst. cart.	»	Dout. Mort 2 mois.	pas de génér.
Boutin.	19	40 »	5 ans		» droit.	1859	. fib. kyst. cart.	»	Guér. 18 mois.	
Jouon.	20	27 »	2 m. 1/2		» droit.	1859	. fib. kyst. cart.	»	Inconnu.	
Cade.	21	26 »	2 ans		» droit.	1859	. fib. kyst.	»	Guér. 6 ans.	
Goffres.	22	24 »	6 mois		» gauc.	1861	. fib k. cart. m. tub.	»	Inconnu.	
	23	27 »	1 an		» gauc	1859	. fib. kyst.	»	»	
Desgranges.	24	29 »	5 ans		» gauc.	1860	. fib kyst.	»	»	
	25	27 »	7 mois		» droit.	1864	. f. k.cart. cell. canc.?	»	Guér. 13 mois.	
Hughes.	26	24 »	15 mois	Coups	» droit.	1862	. fib. kyst. cart. os.	»	Inconnu.	
	27	27 »	6 mois		» droit.	1861	. fib. kyst.	»	Mort 15 mois.	Péritonite ?.
Salleron et	28	25 »	2 ans	Coups	» gauc.	1863	. fib. kyst.	»	Guér. 22 mois.	
Conche.	29	25 »	8 mois	Coups	» droit.	1868	. fib. kyst.	»	Mort 11 mois.	Tum.canc.int.
	30	37 »	8 ans		» gauc.	1864	. fib. kyst. cell. canc.	»	Mort 17 mois.	Cachex canc.

L'examen des observations que nous avons pu recueillir et de celles qu'ont publiées les auteurs que nous venons de citer, nous conduit aux conclusions suivantes, résumé des propositions que nous développerons dans le cours de ce Mémoire :

1° La maladie kystique se rencontre presque toujours dans l'âge adulte, de 20 à 40 ans (chez 24 sujets sur 26).

2° Les contusions du testicule semblent avoir une certaine importance étiologique, puisque dans le quart des cas environ (7 sur 29) il paraît y avoir eu une relation directe entre elles et l'apparition de la tumeur.

3° La marche de cette affection est ordinairement lente ; puisque sur 23 malades, la tumeur n'a été opérée dans la première année que dans le tiers environ des cas ; tandis que dans les deux autres tiers, l'époque de l'opération a varié d'un an à cinq et même huit ans après l'apparition de la tumeur.

4° Cette affection ne paraît pas atteindre de préférence un testicule plutôt que l'autre.

5° Au point de vue anatomique, ces tumeurs offrent six variétés principales.

6° Bénignité pour ainsi dire absolue de l'ablation du testicule.

7° Vient enfin la question la plus importante, c'est-à-dire la nature de ces tumeurs. En consultant notre tableau, nous constatons deux cas de guérison définitive, et 9 de mort par généralisation ; nous serions donc conduit à présenter ces tumeurs, comme beaucoup plus souvent malignes que bénignes, dans le rapport de 9 à 2. — Proposition qui nous paraît entachée d'exagération, et dont nous trouvons les causes dans les deux considérations suivantes :

1° L'insuffisance de détails avec laquelle sont rapportés la plupart des faits présentés comme des cas de guérison. Ainsi par exemple, A. Cooper, qui, décrivant le premier la maladie kystique, devait donner aux faits qu'il a observés des détails suffisants pour leur permettre de servir à l'histoire de cette maladie qu'il présente comme toujours bénigne, se contente de dire que ses malades sont définitivement guéris, sans indiquer combien de temps après l'opération il admet ce résultat, que nous ne pouvons donc accepter comme indiscutable et placer dans notre statistique; ce qui diminue d'autant le chiffre des guérisons.

2° A cette première cause d'erreur vient s'en joindre une seconde : à savoir que dans les grands hôpitaux, les sujets qui guérissent définitivement sont généralement perdus de vue dès leur sortie ; tandis que les sujets chez lesquels la maladie récidive, reviennent assez souvent, peuvent donc être suivis et leurs observations être complètes.

Tels sont les motifs qui nous paraissent pouvoir expliquer la différence qui existe entre le résultat auquel nous arrivons et l'opinion généralement reçue de la fréquence de la bénignité de ces tumeurs, fréquence qui, elle aussi, nous semble avoir été exagérée ; de sorte que nous serions peu éloigné d'adopter une opinion intermédiaire, c'est-à-dire, de considérer ces tumeurs comme étant presque aussi souvent malignes que bénignes.

II.

OBSERVATIONS.

Telle est, en général, l'uniformité qui existe au point de vue micrographique entre les tumeurs kystiques encore bénignes, qu'en étudier une, c'est les décrire toutes.— Il y a bien, à la vérité, quelques différences entre ces tumeurs par la prédominance de tels ou tels kystes, par l'absence ou la présence de noyaux cartilagineux plus ou moins nombreux; — différences que nous aurons soin de noter dans nos observations; — mais cette trame, ces kystes, ces noyaux cartilagineux sont les mêmes dans toutes les tumeurs au point de vue histologique.

Aussi, pour éviter des redites, croyons-nous devoir n'exposer que sommairement ici la description histologique de nos tumeurs et ne présenter d'une manière complète cette étude, avec les déductions qui en découlent au point de vue du siége de la maladie et du mode de développement de la tumeur, que dans la partie de ce mémoire consacrée à l'anatomie pathologique des tumeurs kystiques en général.

Sur les sept faits que nous rapportons, cinq se sont présentés à notre observation; nous avons donc pu examiner les tumeurs, prendre les observations, suivre les malades; — les deux autres nous ont été communiqués par M. le professeur Desgranges, que nous remercions de la bienveillance avec laquelle il les a mis à notre disposition.

OBSERVATION I. — *Sujet âgé de 27 ans. — Constitution
bonne. — Début de la maladie, 6 mois. — Testicule droit.
— Opération le 4 juillet 1861. — Tumeur kystique d'aspect bénin. — Épididyme, albuginée et tubes séminifères
sains. — Guérison et sortie du sujet le 21 août 1861. —
Renseignements ultérieurs : mort le 27 septembre 1862
d'une péritonite, suite d'abcès stercoral ?*

C. G., soldat au 36e de ligne, entre à l'hôpital militaire
de Lyon (service de M. Salleron), le 26 février 1861. Cet
homme doué d'une bonne constitution, d'un tempérament
sanguin, remarque depuis six mois, sans causes appréciables, une augmentation de volume du testicule droit, qui
va toujours en progressant, tout en restant indolore.

A son entrée, le malade offre les phénomènes suivants :
tumeur peu volumineuse occupant le côté droit du scrotum.
— Enveloppes superficielles du testicule saines, glissant
sur la tumeur qui est lisse, non transparente, indolore soit
spontanément, soit à la pression. — Tumeur résistante si
on la comprime en masse, dépressible au contraire en de
nombreux points. — Résistance et dépressibilité profondes,
ne s'obtenant qu'après qu'on a déprimé les enveloppes superficielles. — Tumeur d'un poids assez considérable relativement à son volume. — Cordon et épididyme sains, pouvant
être suivis dans toute leur étendue. Pas d'engorgement des
ganglions lombaires et inguinaux.

Un traitement médical prolongé et varié (antiphlogistique,
spécifique , résolutif) étant resté infructueux, on pratique
une ponction exploratrice qui ne donne d'abord issue à
aucun liquide, puis à mesure que l'on retire le trocart ex-
plorateur, à une légère quantité de sérosité ; écoulement

qui cesse bientôt, puis reparaît en devenant séro-sanguino-lent. La ponction ayant éclairé sur le diagnostic resté indécis jusqu'alors, on pratique l'ablation de la tumeur le 4 juillet.

Anatomie pathologique. — Tumeur du volume, d'un œuf d'oie, pesant 125 grammes. — Cordon et épididyme sains, recouvrant la partie postéro-supérieure de la tumeur dont ils sont séparés par l'albuginée et pouvant être disséqués dans toute leur longueur jusqu'au niveau des cônes épididymaires. — Albuginée normale. — A l'incision de la tumeur, on rencontre immédiatement au-dessous de l'albuginée une couche grisâtre, filamenteuse, étalée à la surface de la tumeur proprement dite qu'elle enveloppe complètement, en lui formant une espèce de coque plus épaisse en haut et en arrière, et s'amincissant à mesure que l'on se rapproche de la partie antérieure et inférieure. Cette couche filamenteuse qui n'est que le testicule au centre duquel s'est développée la tumeur, peut en être facilement séparée par la déchirure d'une mince lame cellulaire.

Si l'on pratique une coupe médiane et longitudinale de la tumeur et de l'épididyme, la tumeur proprement dite, formée d'une trame fibreuse criblée de kystes, se présente sous l'aspect d'un noyau central, long de 6 à 7 centimètres sur 5 à 6 de hauteur et d'épaisseur, noyau qui, séparé par une lame de tissu cellulaire lâche de la substance testiculaire qui l'enveloppe de tous côtés, ne lui adhère qu'au niveau de la partie sous-épididymaire de l'albuginée et n'est donc que le corps d'Highmore considérablement augmenté de volume, reconnaissable par sa trame fibreuse, résistante, par sa position presque centrale relativement à la substance testiculaire ; ce que prouve, du reste encore, l'impossibilité dans laquelle on est de retrouver au milieu de la substance testiculaire le corps d'Highmore avec son aspect habituel et ses dimensions normales.

La trame fibreuse blanchâtre, formée essentiellement de

tissu conjonctif et de rares fibres élastiques, est parsemée de kystes dont le contenu se présente sous trois aspects. — Les plus nombreux offrent un contenu séreux, parfois séro-sanguinolent ; — d'autres, un contenu jaunâtre graisseux, mi-liquide ; — d'autres, enfin, un contenu blanc perlé, formant de petites sphères qui remplissent exactement les cavités dans lesquelles elles se développent.

Suites de l'opération, bonnes ; guérison et sortie du malade le 21 août 1861.

Renseignements ultérieurs : cet homme, de retour dans son pays, a été pris un an plus tard de péritonite due à la présence d'une tumeur abdominale, jugée, par le médecin du pays, de nature stercorale. — Diagnostic que nous n'admettons que sous toutes réserves, l'autopsie n'ayant pas été faite, et par conséquent la question de savoir si la tumeur n'était pas plutôt due à la dégénérescence cancéreuse des ganglions lombaires, ne nous semblant pas suffisamment tranchée. — Aussi croyons nous devoir ranger ce fait parmi ceux dont l'issue est douteuse.

Quoi qu'il en soit, cette observation, en permettant d'assister à une période encore peu avancée de la maladie, montre qu'à cette période la tumeur se développe au niveau du corps d'Highmore, et que les tubes séminifères, l'albuginée, l'épididyme étant sains d'une part, et d'autre part n'affectant avec la tumeur que des rapports médiats, puisqu'ils en sont séparés par une lame de tissu cellulaire, ne peuvent par conséquent en être considérés comme le point de départ.

Obs. II. — *Sujet 25 ans. — Constitution bonne. — Début
de la tumeur à gauche, 2 ans. — Opération le 10 juillet
1863. — Tumeur kystique d'apparence bénigne. — Cordon, épididyme et tubes séminifères sains. — Guérison
du malade, qui sort le 2 septembre 1863. — Renseignements ultérieurs : santé parfaite mai 1865.*

G., soldat au 101e de ligne, âgé de 25 ans, doué d'une
bonne constitution, d'un tempérament sanguin, entre à
l'hôpital militaire de Lyon, le 10 juillet 1863, dans le service de M. Salleron, chirurgien en chef.

Cet homme, au retour de l'expédition de Chine, fut pris
pendant la traversée de la mer Rouge d'une dyssenterie qui
régna épidémiquement sur son navire ; après la dyssenterie, il offrit des symptômes de scorbut; enfin, sous l'influence
de la chaleur et des frottements réitérés des pantalons sur
le scrotum, les téguments des bourses offrirent de la rougeur
et du gonflement. C'est à cette époque, c'est-à-dire il y a
deux ans, qu'il s'aperçut pour la première fois d'une légère
augmentation du testicule gauche. — Le changement de
volume suivit une marche progressive assez rapide pour
que quatre mois après le début de la maladie, le testicule
eût atteint à peu près le volume qu'il offre aujourd'hui. —
Au début, douleurs parfois assez vives, lancinantes au dire
du malade, pression douloureuse ; — mais peu à peu toute
sensibilité spontanée ou provoquée a disparu ; le malade
n'éprouve plus qu'une sensation de pesanteur dans le
scrotum et de tiraillement le long du cordon.

Après avoir consulté deux médecins qui pratiquèrent cha-
cun une ponction exploratrice, ponctions qui donnèrent issue
à une faible quantité de sérosité, puis à un peu de sang et ne

furent suivies d'aucune diminution de volume de la tumeur, le malade entre à l'hôpital, où nous constatons les phénomènes suivants :

Enveloppes superficielles du testicule saines, bien qu'un peu variqueuses, glissant librement sur la tumeur, à la partie antéro-inférieure de laquelle on rencontre un léger épanchement vaginal. — Tumeur ovoïde, dont la surface générale lisse est peu altérée par l'existence de quelques élevures peu saillantes, à surface lisse aussi.

Tumeur non transparente, résistante en masse, bien qu'offrant partout une dépressibilité locale plus ou moins prononcée. — Dans quelques points même, qui correspondent aux élevures les plus volumineuses, les doigts rapprochés perçoivent une fluctuation non douteuse; éloignés, au contraire, les uns des autres, ils ne la sentent plus. — Une forte pression au niveau de ces points dépressibles permet d'y enfoncer légèrement le doigt et de reconnaître qu'ils correspondent à des cavités séparées les unes des autres par des cloisons résistantes.

Pas de sensibilité spéciale ni générale à la pression ; on ne peut donc reconnaître la position de la substance testiculaire relativement à la tumeur, qui bien évidemment s'est développée à l'intérieur de l'albuginée, et se trouve située à la partie antérieure et inférieure de l'épididyme dont la consistance et le volume sont normaux. — Soupesée avec soin, la tumeur paraît plus lourde que toute tumeur liquide de même volume, moins lourde au contraire que toute tumeur complètement solide et du même volume. — Cordon sain. — Pas de ganglions lombaires. — Le testicule droit est sain, et les fonctions génitales conservées.

Les divers caractères précédents offerts par la tumeur, l'intégrité du cordon, des ganglions et de l'épididyme, ainsi que l'état général excellent du sujet éloignant l'idée de cancer et de tubercule. — Celle d'hématocèle sous-albuginée étant également écartée à cause de la lenteur du dévelop-

pement de la tumeur et de l'existence de cloisons résistantes entre les points dépressibles, cloisons qui mon-
traient qu'on avait affaire non pas à une cavité unique
comme dans l'hématocèle, mais à des cavités multiples : le
chirurgien diagnostique une tumeur kystique du testicule et
en pratique l'ablation le 10 juillet 1863.

Anatomie pathologique. — **La** cavité vaginale renferme
environ deux cuillerées de sérosité. — La tunique albuginée, très-amincie au niveau des kystes les plus superficiels
et les plus volumineux; normale dans les autres points, enveloppe complètement la tumeur.

La tumeur pèse 235 grammes. — Son volume est celui
d'un poing. — Sa forme est celle d'un ovoïde, dont le grand
diamètre aurait 11 à 12 centimètres et le petit 8 à 9. —
A sa partie postéro-supérieure, on trouve le cordon et l'épididyme qui se présentent sous leur état normal quant à leur
volume et à leur consistance, et peuvent être disséqués et
détachés de la tumeur dans toute leur longueur, jusqu'au
niveau des cônes épididymaires. — Varicosités assez prononcées des vaisseaux du cordon.

A la partie postéro-supérieure ou épididymaire de la
tumeur, immédiatement sous l'albuginée, on trouve une
couche de quelques millimètres d'épaisseur, de couleur
noisette et composée de petits filaments que l'examen microscopique fait reconnaître pour les tubes séminifères
dont l'épithélium devenu complètement graisseux a perdu
ses caractères particuliers.

Cette couche testiculaire est reliée par une lame mince
de tissu cellulaire lâche à la masse kystique, dont elle recouvre la partie postéro-supérieure à la manière d'une ca-
lotte, par l'ouverture de laquelle s'échapperait la partie antéro-inférieure de cette masse kystique qui vient se mettre
en contact immédiat avec la face interne de l'albuginée.

Incisée, la tumeur offre un aspect aréolaire, spongieux :

elle est formée par une trame blanche, résistante, connective, parsemée de kystes et de petites masses molles, jaunâtres, gélatiniformes, composées de tissu fibreux en voie de développement. — Enfin, dans quelques points de la tumeur, on rencontre des épanchements sanguins, dus probablement aux ponctions exploratrices qui ont été faites.

Les kystes, dont les plus considérables atteignent le volume d'une petite noix, se présentent sous trois aspects principaux quant à leur contenu. — 1° Kystes à contenu liquide, albumineux, revêtus d'une membrane kystique tapissée par un épithélium soit conique, soit nucléaire. — 2° Kystes à contenu jaune, graisseux, mi-liquide, analogue au contenu des mélicéris, tapissés par un épithélium pavimenteux, dont les cellules subissent la régression graisseuse. — 3° Kystes à contenu solide offrant la forme et la couleur de perles, formés par des couches superposées de cellules épidermiques.

Suites de l'opération : bonnes; le malade sort guéri le 2 septembre 1863. — Renseignements ultérieurs : santé parfaite.

Obs. III. — Sujet de 25 ans. — Constitution très-bonne. — Début de la tumeur à droite. Huit mois. — Opération le 27 septembre 1863. — Tumeur kystique ne présentant à l'examen microscopique que des éléments normaux. — Cordon, épididyme et tubes seminifères sains. — Sortie du sujet le 2 décembre 1863. — Renseignements ultérieurs : sept mois après la sortie du sujet, développement de tumeurs abdominales cancéreuses, et mort le 22 août 1864, c'est-à-dire onze mois après l'opération.

.G...; du 1er lanciers, âgé de 25 ans, constitution athlétique, tempérament sanguin, entre en septembre 1863 à l'hôpital militaire de Lyon, dans le service de M. Salleron.

Cet homme dit qu'il y a huit mois, il s'est froissé plusieurs fois le testicule droit en faisant l'exercice de la voltige ; c'est de ce moment qu'il fait partir le début de sa tumeur, qui présenta dans son développement des arrêts suivis de recrudescences pendant lesquelles la tumeur, indolore ordinairement, devenait, au dire du malade, le siége de douleurs vives, lancinantes.

A l'examen, nous constatons les phénomènes suivants : enveloppes superficielles du testicule saines glissant sur la tumeur, sur laquelle le doigt n'arrive qu'après avoir déprimé les enveloppes superficielles et déplacé un léger épanchement séreux, vaginal, accumulé surtout à la partie antéro-inférieure de la tumeur qui, lisse, offre un poids assez considérable et a la forme ainsi que le volume d'une grosse poire.

Tumeur non transparente à la lumière, si ce n'est cependant à la partie antéro-inférieure, au niveau du léger épanchement vaginal.

Tumeur résistante en masse, bien qu'offrant de nombreux points dépressibles, dans quelques-uns desquels une forte pression permet au doigt de pénétrer légèrement et de reconnaître qu'ils correspondent à de petites cavités superficielles, limitées par des parois résistantes.

Tumeur indolore soit spontanément, soit à la pression qui ne permet de produire en aucun point la douleur spéciale du testicule.

Sensation continuelle de pesanteur et de tiraillements le long du cordon, ainsi que sur le trajet des nerfs ilio-lombaires. A la partie supérieure et postérieure de la tumeur, on rencontre l'épididyme dont on peut constater l'intégrité, ainsi que celle du cordon dans toute son étendue ; pas d'engorgement des ganglions lombaires et inguinaux.

L'absence de transparence et de fluctuation au niveau de la tumeur proprement dite, la profondeur de la résistance

offerte par la tumeur, le glissement des enveloppes superficielles sur cette dernière, enfin l'existence même du léger
épanchement vaginal qu'il était facile de reconnaître en
avant et en dessous de la tumeur, ne permettant pas de
considérer cette dernière comme formée par un épanchement
séreux ou sanguin dans la vaginale ; — l'état général excellent du sujet, ainsi que l'intégrité de l'épididyme, du cordon,
des ganglions, l'absence de bosselures résistantes, inégales
à la surface de la tumeur, éloignant la pensée de cancer
ou de tubercule du testicule; — le volume considérable de la
tumeur, sa dépressibilité en de nombreux points et surtout l'absence de tout accident syphilitique antérieur faisant rejeter l'hypothèse d'un testicule syphilitique ; — enfin,
la résistance en masse de la tumeur, son poids, l'absence de
fluctuation profonde, ainsi que la marche de la maladie ne
permettant pas de croire à une hématocèle sous-albuginée
traumatique ; M. Salleron, sans recourir à la ponction exploratrice, porte le diagnostic de testicule kystique, et
M. Martenot pratique l'ablation du testicule le 27 septembre 1863.

Anatomie pathologique. — Tumeur ovoïde, longue de
15 centimètres sur 12 ou 13 d'épaisseur, pesant 410 gr.,
lisse, non bosselée, recouverte par la vaginale et l'albuginée. La première de ces tuniques est saine, ainsi que sa
cavité qui renferme une petite quantité de sérosité. L'albuginée est amincie et soulevée par les kystes superficiels au
niveau desquels elle offre une teinte bleuâtre ; dans d'autres
points, au contraire, cette enveloppe est épaissie.

Vaisseaux du cordon variqueux. — Cordon et épididyme
sains, n'offrant pas de nodosités ni d'induration, et pouvant
être disséqués et séparés de la tumeur dans toute leur longueur ; cependant une injection mercurielle tentée préala-
blement à la dissection ne pénètre pas complètement dans
tout l'épididyme.

En pratiquant une coupe médiane de la tumeur et de l'épididyme, parallèlement à la longueur de ce dernier organe, on rencontre immédiatement au dessous de l'albuginée, une couche grisâtre, composée de petits filaments que l'on peut dissocier les uns des autres et étirer comme les fils d'une toile d'araignée, filaments que l'examen microscopique montre n'être que les tubes séminifères.

Cette couche testiculaire, située à la partie postéro-supérieure de la tumeur à qui elle forme une espèce de cupule, offre une face externe, convexe, recouverte par l'albuginée, une face interne concave recouvrant la partie correspondante de la tumeur à qui elle est reliée par une lame mince du tissu cellulaire lâche. Cette couche testiculaire dont l'épaisseur est de $0^m,004$ à $0^m,005$ en haut et en arrière, s'amincit progressivement à mesure qu'elle avance sur la partie antéro-inférieure de la tumeur, où elle ne tarde pas à disparaître.

De la partie sous-épididymaire de cette couche, c'est-à-dire du point même où normalement on devrait rencontrer le corps d'Highmore, part la tumeur qui, contenue, ainsi que nous l'avons dit, à sa partie postéro-supérieure dans l'espèce de cupule formée par la substance testiculaire, est libre au contraire à sa partie antéro-inférieure, où elle n'est recouverte que par l'albuginée.

La tumeur présente une trame fibreuse, blanchâtre, résistante, criblée de kystes dont le volume varie de celui d'une lentille à celui d'une noisette, qu'atteignent les quelques kystes superficiels dans lesquels on pouvait enfoncer légèrement l'extrémité du doigt. Au milieu de cette trame, on rencontre également disséminés çà et là, des noyaux de subtance gélatiniforme, jaunâtre, composée de tissu fibreux en voie de développement.

Les kystes présentent les uns, et ce sont de beaucoup les plus nombreux, un contenu liquide séreux, séro-sanguinolent, albumineux, filant ; — les autres renferment de petites

masses sphériques, d'un blanc de perle, s'écrasant facilement sous le doigt. Toutes ces cavités sont tapissées à leur
intérieur par une membrane kystique mince, transparente,
recouverte à sa face interne d'un épithélium conique ou pavimenteux, dans les kystes à contenu liquide ; épidermique
dans les kystes à contenu blanc, solide.

A l'œil nu, la tumeur offre complètement l'aspect des tu -
meurs dites bénignes.

A l'examen microscopique, les éléments qui la composent
offrent également un aspect normal ; en aucun point de la
tumeur, soit dans l'épaisseur de la trame , soit dans les
kystes, on ne trouve de cellules cancéreuses.

Le malade, envoyé en congé de convalescence dans son
pays (Puy-de-Dôme), a ressenti au mois de juin 1864 de
violentes douleurs dans les reins, dans les lombes du côté
droit, puis a vu se développer de ce côté une tumeur volumineuse formée par les ganglions lombaires, enfin est mort
le 22 août 1864 ; c'est-à-dire onze mois après l'opération,
dix-neuf après le début de la tumeur.

Les deux observations précédentes, qui, au point de vue
anatomique, offrent entre elles une grande ressemblance,
permettent de tirer les mêmes conclusions que l'observation première, relativement au point de départ de la maladie, puisque dans ces tumeurs, ainsi du reste que dans
plusieurs des observations suivantes, l'épididyme et les
tubes séminifères sains se présentaient sous leur aspect
normal ; elles montrent, en outre, que lorsque la tumeur
proprement dite a atteint un certain volume, les tubes séminifères au lieu de lui former une enveloppe complète,
n'en recouvrent plus que la partie postéro-supérieure ou épididymaire. Phénomène dont nous aurons à rechercher les
causes et le mode de production.

Remarquons enfin l'intérêt qu'offre l'observation III au
point de vue de la question de la spécificité des éléments

constitutifs des tumeurs malignes, puisque cette tumeur,
composée uniquement d'éléments normaux, n'en a pas
moins été suivie de généralisation et de mort en quelques mois. Question sur laquelle nous reviendrons plus
loin (1).

Obs. IV. — (Résumé d'une observation communiquée par
M. Desgranges). — *Sujet de 27 ans.* — *Constitution
bonne. Début de la tumeur à gauche, un an.* — *Opération
le 19 novembre 1859.* — *Tumeur kystique d'aspect bénin.* — *Atrophie de l'épididyme et du cordon.* — *Tubes
séminifères sains.* — *Sortie du malade le 1er janvier 1860.*
— *Sujet perdu de vue.*

M. L., âgé de 27 ans, né à la Balme (Isère), cultivateur,
doué d'une bonne constitution, d'un tempérament bilieux,
s'aperçut il y a un an (1858) que, sans causes appréciables,
son testicule gauche avait augmenté de volume. Ce changement fixe d'une manière toute spéciale l'attention du
sujet, qui constate que la maladie offre des recrudescences
et des intermittences dans sa marche et détermine quelquefois des douleurs.

Cet homme entre alors une première fois à l'Hôtel-Dieu
de Lyon, où il subit infructueusement un traitement résolutif et antisyphilitique ; sorti de l'hôpital, il est obligé de
faire une longue marche, à la suite de laquelle sa tumeur
devient douloureuse et augmente notablement de volume,
accroissement qui, du reste, a continué progressivement
jusqu'à ces temps derniers.

Le malade entre de nouveau le 10 novembre 1859, à

(1) *Pronostic.*

l'hôpital, dans la salle des opérés (service de M. Desgranges), où l'on constate les phénomènes suivants : tumeur lisse, unie, non transparente, ovoïde, à grand diamètre vertical, du volume d'un poing. — Sa pesanteur est
assez considérable relativement à son volume. — Sa consistance, assez grande si l'on comprime la tumeur en masse,
est assez molle dans certains points pour laisser dans l'in-
certitude, de sorte que l'on fit une ponction exploratrice qui
ne donna d'abord issue à aucun liquide, puis à mesure que
l'on retira le trocart, à une faible quantité de sérosité.

La pression ne permet pas de reconnaître la position du
testicule relativement à la tumeur qui est complètement
indolore. — Le cordon suivi jusqu'à la partie supérieure et
postérieure de la tumeur, cesse d'être perceptible au toucher, qui ne peut également faire reconnaître l'épididyme.
Sensation persistante de tiraillements et de pesanteur le
long du cordon. — Téguments sains, glissant sur la tumeur.
Pas d'engorgement du cordon, ni des ganglions lombaires
et inguinaux. Fonctions génésiques conservées. Ablation
de la tumeur le 16 novembre 1859.

Anatomie pathologique. — Enveloppes superficielles
saines. La cavité vaginale présente quelques adhérences
entre ses deux feuillets. L'extrémité du cordon arrivée à la
partie postéro-supérieure de la tumeur s'aplatit, puis peu
à peu disparaît sans que la dissection permette d'en trouver
les traces, non plus que de l'épididyme qui est complètement atrophié.

En dedans de l'albuginée qui est épaissie en certains
points, amincie dans d'autres, on constate l'existence
1º d'une portion du testicule ; 2º d'une substance fondamentale fibroïde ; 3º de kystes développés dans cette substance.
Le corps d'Highmore, confondu avec la trame de la tumeur,
a perdu son aspect normal.

Au-dessous de l'albuginée et séparée de la tumeur par

une lame cellulaire assez lâche, on trouve en haut et en
arrière une couche d'une épaisseur de $0^m,005$ qui se perd
insensiblement en bas et sur les côtés ; sa consistance est
molle, son aspect filamenteux, sa coloration grisâtre ; on
peut tirer des filaments d'une longueur variable que l'examen microscopique fait reconnaître pour des tubes séminifères, dont les cellules épithéliales ont perdu leur aspect
particulier. Le testicule compris entre deux feuillets fibreux,
l'un mince, interne, qui le sépare de la tumeur, l'autre
externe, plus épais, formé par l'albuginée, a donc été comprimé, déformé et refoulé en haut.

La trame de la tumeur est blanchâtre, fibroïde, crie sous
le scalpel, renferme surtout à sa partie supérieure des kystes,
dont le volume variable ne dépasse jamais celui d'une noisette. Le liquide des kystes est transparent, citrin ou chocolat, sa consistance est peu marquée. On rencontre en outre, dans certains points de la tumeur, des noyaux plus ou
moins volumineux de matière transparente, gélatiniforme,
renfermant des corps fusiformes, plongés au milieu d'une
matière fondamentale amorphe ; la partie prédominante de
la tumeur est surtout composée de tissu conjonctif.

Suites de l'opération, d'abord assez graves ; hémorrhagie,
puis abcès développé dans le trajet inguinal. Cependant le
malade sort guéri le 1er janvier 1860, dans un état général
bon ; pas de renseignements ultérieurs.

Obs. V. — (Extrait d'une observation communiquée par
M. Desgranges). — *Sujet de 29 ans. — Constitution
bonne. — Début de la tumeur, cinq ans.— Testicule gauche. — Atrophie du cordon, de l'épididyme. — Disparition des tubes séminifères. — Tumeur d'aspect bénin.
— Opération le 9 juin 1860. — Suites de l'opération*

*bonnes. Sortie du malade guéri, le 12 juillet 1860. —
Sujet perdu de vue.*

M..., âgé de 28 ans, constitution bonne, tempérament
sanguin, entre le 25 avril 1860 à l'Hôtel-Dieu, salle Saint-
Louis, 98.

Il y a dix ans, cet homme eut une blennorrhagie
compliquée d'orchite à gauche, après laquelle le testicule et
l'épididyme reprirent leur volume et leur consistance propres. — Il y a cinq ans, ce sujet dont la santé était parfaite, et qui n'avait jamais eu d'autres maladies vénériennes,
s'aperçut d'une augmentation de volume de ce testicule.;
augmentation lente, indolore, qu'il ne peut rapporter à aucune cause appréciable, et qui, allant toujours en progressant, le décide à entrer à l'Hôtel-Dieu où il offre les symptômes suivants.

Tumeur volumineuse, à surface lisse; tumeur non transparente, indolore, si ce n'est cependant à sa partie inférieure, au niveau de laquelle la pression détermine de vives
douleurs, mais ne rappelle nullement la sensation testiculaire. Bien qu'assez résistante en masse, la tumeur
offre cependant quelques points dépressibles, mais cette
sensation de résistance et de dépressibilité est profonde et
ne s'obtient qu'après avoir déprimé les enveloppes superficielles qui, saines, glissent sur la tumeur, à laquelle elles
n'adhèrent nullement. En haut et en arrière, on trouve le
cordon qui, normal pour sa consistance et son volume, peut
être suivi jusqu'au niveau de la partie moyenne et supérieure de la tumeur, où il vient se perdre sans qu'on puisse
le suivre plus loin, ni retrouver l'épididyme, qui semble
avoir disparu ou s'être confondu avec la tumeur. Pas d'engorgement des ganglions lombaires et inguinaux. Traitement résolutif et antisyphilitique infructueux. Ablation de
la tumeur le 9 juin 1860.

Anatomie pathologique. — Enveloppes superficielles du testicule saines. Le canal déférent normal quant à sa forme, son volume, sa consistance à sa partie supérieure, devient difficile à disséquer à mesure que l'on approche de la partie moyenne et supérieure de la tumeur, sur laquelle il s'aplatit, s'étale et disparaît peu à peu. A peine trouve-t-on également quelques vestiges de l'épididyme qui est atrophié.

La tunique albuginée normale dans certains points, est amincie au contraire dans d'autres. A l'intérieur de cette tunique, on ne trouve plus les canaux séminifères qui, de même que l'extrémité du cordon et l'épididyme, ont disparu par suite de la longue compression qu'ils ont supportée (5 ans).

La trame de la tumeur, qu'enveloppe de toutes parts immédiatement l'albuginée, est constituée par une masse blanchâtre, fibreuse, résistante, au milieu de laquelle on rencontre des kystes de forme et de dimensions variables, à contenu séreux, citrin.

Suites de l'opération bonnes, le malade sort guéri le 12 juillet 1860. Sujet perdu de vue.

Ainsi qu'on le voit dans les deux observations précédentes, lorsque la maladie, ou, ce qui revient au même, lorsque la pression exercée par la tumeur sur les diverses parties du testicule (cordon, épididyme, tubes séminifères), remonte à une époque éloignée, ces diverses parties s'atrophient peu à peu, disparaissent enfin complètement et ne peuvent, par conséquent, être considérées comme le siége de la tumeur.

Obs. VI. (1) — *Sujet âgé de 27 ans. — Constitution assez bonne. — Début de la maladie, sept mois. — Opération le 13 avril 1864. — Tumeur kystique de nature douteuse. — Atrophie commençante du cordon et de l'épididyme. — Tubes séminifères sains. — Sortie du malade le 30 avril 1864. — Ce sujet se porte bien encore, avril 1865, et n'offre pas de symptômes de généralisation.*

X..., âgé de 27 ans, d'une constitution assez bonne, d'un tempérament lymphatico-sanguin, voit sans cause appréciable son testicule droit augmenter de volume depuis sept mois d'une manière lente et progressive.

Bien qu'indolore dans sa marche, la tumeur, par son poids qui va en croissant, détermine des tiraillements le long du cordon, ainsi que des nerfs iléo-lombaires, gêne de plus en plus le malade dans ses travaux et le décide à entrer à l'Hôtel-Dieu au commencement d'avril 1864.

A son entrée, ce sujet nous présente à l'examen une tumeur irréductible, volumineuse, lourde, piriforme, à grosse extrémité inférieure, se prolongeant par son extrémité supérieure sur une partie du cordon; tumeur résistante, si on la comprime en masse, bien que généralement dépressible sous le doigt. — En un point qui correspond à sa partie inférieure, on sent un noyau légèrement saillant, dur, résistant, du volume environ d'une noisette, entouré de points dépressibles. — Résistance et dépressibilité profondes, ne s'obtenant qu'à travers les enveloppes du testicule et une couche mince de liquide vaginal.

(1) Observation qui a fait le sujet d'une clinique de M. le professeur Desgranges. *(Journal de médecine de Lyon*, août 1864.)

Tumeur indolore à la pression, non transparente, si ce n'est en bas et en avant, phénomène dû, nous le verrons, au léger épanchement de sérosité dont nous venons de parler. — Le toucher ni la pression ne peuvent faire reconnaître la position de la substance testiculaire relativement à la tumeur. — En haut et en arrière de la tumeur, on trouve avec peine l'épididyme qui, bien que peu volumineux, n'offre cependant pas de changement appréciable dans sa consistance. — Enveloppes du testicule saines, glissant sur la tumeur. — Pas de ganglions lombaires. — On pratique une ponction exploratrice qui donne d'abord issue à de la sérosité, puis à du sang. — 13 avril, ablation de la tumeur.

Anatomie pathologique. — Enveloppes du scrotum saines; cavité vaginale renfermant une certaine quantité de sérosité; tunique albuginée notablement épaissie au niveau de certains points; amincie, au contraire, au niveau des kystes les plus superficiels. — L'épididyme, aplati et étalé à la partie postéro-supérieure de la tumeur, ainsi que l'extrémité inférieure du cordon, peut encore être disséqué et suivi jusqu'au niveau des cônes épididymaires, bien qu'il commence à s'atrophier. — La tumeur, lisse en général, présentant cependant quelques saillies arrondies formées soit par les kystes, soit par un noyau cartilagineux volumineux, offre une longueur de 16 centimètres sur 8 de large, 27 de circonférence. — En pratiquant une coupe médiane et longitudinale de l'épididyme et de la tumeur, on rencontre, successivement de dehors en dedans, la section de l'épididyme, de l'albuginée, enfin de la tumeur dont la trame fibreuse, d'un blanc jaunâtre, graisseux, parsemée d'une multitude de noyaux cartilagineux et de petits kystes lenticulaires, offre une vascularisation assez prononcée.

A la partie postérieure et supérieure de la tumeur, immédiatement au-dessous de l'albuginée, on rencontre une couche filamenteuse grisâtre, formée par la substance testiculaire, couche épaisse de quelques millimètres en haut et en arrière, mince à son pourtour, recouverte en dehors par l'albuginée et séparée de la tumeur par une lame de tissu cellulaire lâche.

L'épithélium des tubes séminifères, devenu complètement graisseux, a perdu ses caractères spéciaux, ainsi que le montre l'examen microscopique.

Au milieu de la trame fibreuse et entre les kystes qu'ils compriment, on rencontre une multitude de noyaux cartilagineux peu volumineux en général, un d'eux cependant que le toucher faisait reconnaître à travers les enveloppes, atteint le volume d'une noisette. — Tous ces noyaux cartilagineux, qui se présentent sous la forme de fuseaux ou de petites sphères, se développent au milieu et aux dépens de la trame fibreuse de la tumeur.

Kystes variés, les uns à contenu blanc perlé, peu nombreux, les autres, à contenu soit albumineux filant, soit séreux, limpide, sont en plus grand nombre. — Quelques-uns de ces kystes présentent, soit sur leurs parois, soit dans leur contenu, des cellules épithéliales volumineuses, les unes sphériques, les autres irrégulières offrant une queue, renfermant un ou deux noyaux volumineux à nucléoles multiples ; cellules ayant un cachet, nous dirions presque de malignité, que nous n'avons pas rencontré dans les autres tumeurs. — Dans d'autres kystes, au contraire, on trouve simplement des cellules épithéliales vieillies, irrégulières, ne renfermant pas de noyaux et subissant la régression graisseuse. — Notons enfin l'existence de nombreuses masses gélatiniformes composées de tissu fibreux en voie de développement au moyen de noyaux libres, allongés et plongés dans une substance fondamentale granuleuse.

Suites de l'opération, bonnes. — Sortie du malade le 30 avril 1864.

Tumeur qui, vu l'aspect particulier de l'épithélium de

certains kystes, nous paraît (bien que cependant le sujet que nous avons pu suivre se porte bien encore, c'est-à-dire 13 mois après l'opération) de nature douteuse et devoir servir d'intermédiaire, au point de vue histologique, entre les tumeurs précédentes qui, composées uniquement d'éléments normaux, offraient un aspect bénin, et la suivante qui présentait au microscope des cellules cancéreuses, et à l'œil nu un aspect de mauvaise nature.

Obs. VII. — *Sujet âgé de 37 ans. — Constitution faible. — Tempérament lymphatico-sanguin. — Début de la maladie à gauche, huit ans. — Opération le 2 janvier 1864. — Tumeur kystique cancéreuse. — Epididyme dur, bosselé. — Atrophie des tubes séminifères. — Sortie du malade le 13 février 1864. — Renseignements ultérieurs fournis par le médecin du malade : quatre mois et demi après l'opération, tumeur abdominale ganglionnaire. — Tumeur cancéreuse du scrotum, du périnée. Actuellement (avril 1865) cachexie cancéreuse, mort prochaine.*

V. D.., né à Saint-Vérant (Isère), âgé de 37 ans, d'une constitution débilitée, entre à l'Hôtel-Dieu de Lyon le 16 décembre 1863, salle des opérés, n° 6. — Depuis sept ou huit ans cet homme voit son testicule gauche augmenter d'une manière lente et progressive. Mais ce changement de volume, qu'il ne peut rapporter à aucune cause appréciable, étant complètement indolore, le malade n'entre à l'hôpital que lorsque le testicule est devenu par son poids et les tiraillements qu'il détermine le long du cordon, un obstacle à ses travaux.

À l'entrée du malade, la tumeur offre à l'examen les ca-

ractères suivants : enveloppes superficielles saines, glissant
sur la tumeur qui occupe le côté gauche du scrotum ; tumeur lisse dans la plus grande partie de sa surface, ovoïde,
non transparente, indolore, résistante en masse, bien que
dépressible en de nombreux points, entre lesquels on sent
des intervalles résistants; — tumeur d'un poids assez considérable relativement à son volume, qui est celui du poing; —
résistance et dépressibilité profondes ne se percevant qu'a-
près qu'on a déprimé les enveloppes superficielles du testicule et à travers un léger épanchement vaginal ; — épididyme dur, inégal, tuméfié, formant un relief assez considérable
sur la partie supérieure et postérieure de la tumeur, avec
laquelle il fait corps; — induration et tuméfaction se prolongeant sur une partie du cordon et s'arrêtant brusquement.

En présence des phénomènes précédents, le diagnostic,
bien que longuement discuté, resta cependant douteux; car
si, d'une part, la date éloignée à laquelle remontait la tumeur,
la résistance en masse de cette dernière, unie à sa dépressibilité locale, l'existence d'intervalles résistants entre les
points dépressibles, l'absence de douleur à la pression, de-
vaient faire croire à l'existence d'une tumeur kystique ;
d'autre part la dureté ainsi que la tuméfaction de l'épididyme et d'une partie du cordon, ainsi que la débilitation
générale du sujet pouvaient faire craindre un cancer du
testicule ; hésitation justifiée jusqu'à un certain point par
l'examen anatomique de la tumeur. Opération le 2 janvier
1864.

Examen anatomique. — Tumeur ovoïde, longue de
10 centimètres sur 9 d'épaisseur, à surface lisse, non bosselée, si ce n'est au niveau de l'épididyme qui, comme
l'avait permis de reconnaître le toucher à travers les enveloppes est, ainsi que l'extrémité inférieure du cordon, tuméfié, confondu avec la tumeur, dont on ne peut le déta-
cher. — Tunique vaginale saine, renfermant dans sa cavité
un léger épanchement de sérosité. — Tunique albuginée en-

veloppant de toutes parts la tumeur et amincie au niveau
des kystes superficiels les plus volumineux, dont on aper-
çoit par transparence le contenu.

La tumeur incisée présente un aspect alvéolaire et une
teinte rougeâtre due à sa vascularisation, qui est assez développée. En aucun point de la tumeur, soit à sa surface,
soit à son intérieur, on ne rencontre de tubes séminifères,
qui ont complètement disparu par suite de la pression qu'a
exercée sur eux la nouvelle production.

La tumeur, formée par une trame composée essentiellement de tissu conjonctif, est criblée d'une multitude de
petits kystes du volume en général d'une lentille, ayant les
uns, les plus nombreux, un contenu rougeâtre, mi-solide,
d'autres un contenu séro-albumineux, ou séro-sanguinolent;
les autres enfin, peu fréquents, un contenu blanc perlé.

Ces kystes, séparés les uns des autres par des cloisons
fibreuses résistantes, plus ou moins épaisses, sont tapissés
par une membrane kystique mince, transparente, présentant une face externe tomenteuse reposant sur le substratum fibreux de la tumeur, une face interne tapissée d'un
épithélium souvent différent d'un kyste à l'autre. Dans le
contenu et sur les parois de la plupart des kystes on rencontre des cellules épithéliales volumineuses, les unes irrégulières, les autres sphériques, multinucléaires, remplies
de granulations graisseuses, cellules ayant complètement
l'aspect cancéreux.

Dans quelques-uns de ces kystes, les cellules cancéreuses
forment de petites masses molles, rougeâtres, remplissant
plus ou moins complètement les cavités dans lesquelles
elles se sont développées, et modifiant sensiblement l'aspect
primitivement aréolaire et la consistance des portions de la
tumeur dans lesquelles elles se groupent.

Suites immédiates de l'opération assez bonnes, cependant
abcès dans le trajet inguinal. — Sortie du malade le 23 février
1864. — Renseignements ultérieurs : Cet homme, de retour

dans son pays, Saint-Marcellin (Isère), a été pris, quatre mois et demi après l'opération, de douleurs dans les lombes, dans les reins, puis à cette époque a vu apparaître une tumeur abdominale due à la dégénérescence des ganglions lombaires, ainsi qu'une seconde tumeur volumineuse qui partant de la cicatrice du scrotum a envahi tout le périnée jusqu'à l'anus; enfin, actuellement cachexie cancéreuse très-prononcée et mort prochaine.

Ainsi qu'on le voit, cette tumeur diffère des précédentes 1° par sa vascularisation prononcée; 2° par la tuméfaction d'une partie du cordon ainsi que de l'épididyme qui fait corps avec la tumeur; 3° par la disparition complète des tubes séminifères, disparition qui nous paraît due, non à la nature de la tumeur, mais à la durée de la pression qu'ont supportée ces tubes, ainsi que nous l'ont déjà prouvé les observations 4 et 5 ; 4° enfin, par la présence de cellules épithéliales et de petites masses cancéreuses à l'intérieur des kystes. Caractères qui nous avaient fait porter sur cette tumeur le pronostic le plus fâcheux, qu'ont justifié les renseignements ultérieurs qui nous ont été fournis par le médecin du malade.

4

DEUXIÈME PARTIE.

I.

ANATOMIE PATHOLOGIQUE.

Sous le nom de tumeurs kystiques du testicule, dont nous allons maintenant tracer l'histoire d'une manière générale, nous désignerons des tumeurs constituées par une trame fibreuse de nouvelle formation, trame criblée d'une quantité plus ou moins considérable de kystes et pouvant se compliquer accidentellement de la présence de matière cartilagineuse, cancéreuse ou tuberculeuse.

Sans insister sur l'état des enveloppes superficielles qui, saines le plus souvent, parfois cependant variqueuses, n'offrent point de troubles particuliers à la maladie kystique, nous étudierons successivement l'état : 1° des enveloppes profondes ou adhérentes du testicule; — 2° du cordon et de l'épididyme ; — 3° de la substance testiculaire ; — 4° du corps d'Highmore et de la tumeur proprement dite.

1° *Cavité vaginale.* — Cette cavité, parfois subdivisée en loges secondaires par des brides fibreuses, résultat soit d'une inflammation lente de la séreuse, soit de ponctions exploratrices antérieures, se présente cependant le plus souvent sous son aspect normal, sauf un léger épanchement de sérosité qu'on rencontre, du reste, dans la plupart des maladies du testicule, et dont on pourrait peut-être trouver la cause dans la gêne qu'éprouve la circulation des lymphatiques viscéraux de la membrane vaginale (1).

(1) Sappey. — Anat., t. I, p. 661.

La tunique albuginée, à l'intérieur de laquelle se trouve la tumeur, présente fréquemment des changements dans son épaisseur qui, plus considérable que normalement en certains points, l'est, au contraire, beaucoup moins au niveau des kystes superficiels qui la soulèvent, la distendent, en amènent enfin l'amincissement progressif ; de sorte que, réduite alors à l'épaisseur d'une feuille de papier, elle offre une teinte bleuâtre au niveau de ces kystes, dont elle laisse parfois apercevoir par transparence le contenu ; — phénomènes complètement analogues, du reste, à ceux qui se passent dans la sclérotique, lors des staphylômes.

2° *Epididyme.— Cordon.*— Ces organes, que l'on rencontre généralement à la partie supérieure et postérieure de la tumeur, se présentent sous trois états principaux.

Le plus ordinairement, conservant la position, le volume et la consistance qu'ils ont normalement, ces organes, ainsi qu'on le voit dans la plupart des faits que nous avons rapportés, peuvent être disséqués dans toute leur étendue jusqu'au niveau des cônes épididymaires, qui les relient à la tumeur. — Parfois cependant, bien que sain en apparence, l'épididyme commence à subir un travail d'atrophie ou d'oblitération, puisqu'on ne peut y faire pénétrer une injection mercurielle, ainsi qu'on le voit dans l'observation de M. Trélat et dans une des nôtres (1).

Mais à mesure que la tumeur augmente de volume, l'épididyme qui en recouvre la partie postéro-supérieure, se trouvant de plus en plus étalé, aplati, et supportant une pression de plus en plus intense, s'atrophie peu à peu et disparaît même complètement après un laps de temps variable. — Dans ce cas, le cordon, qu'on peut suivre dans une partie de son trajet, vient se perdre insensiblement à la partie moyenne et supérieure de la tumeur, sans que l'exa-

______

(1) Obs. 2.

men le plus minutieux permette de pouvoir le suivre plus loin et de retrouver l'épididyme.

Dans un dernier état beaucoup moins fréquent que les précédents et qui nous a paru ne se rencontrer que lorsque la tumeur devenait cancéreuse, ou l'était depuis un certain temps, l'épididyme et le cordon sont tantôt durs, tuméfiés, bosselés, saillants, tantôt moins profondément modifiés, mais, quoi qu'il en soit, font corps avec la tumeur, ne peuvent en être séparés par la dissection la plus délicate et offrent même des kystes développés à l'intérieur de la masse qu'ils forment. — Etat pathologique mentionné depuis longtemps par A. Cooper, et sur lequel M. Robin a plus récemment attiré l'attention.

Sous l'influence du développement de la tumeur, les vaisseaux du cordon offrent souvent, ainsi qu'on le voit, du reste, également dans le cancer du testicule, une augmentation de volume et des varicosités assez prononcées pour être reconnues au toucher, à travers les téguments.

3o *Testicule.* — L'état dans lequel on rencontre la substance testiculaire diffère notablement, suivant la période du développement de la tumeur à laquelle on l'examine.

Au début, lorsque la tumeur n'a qu'un volume peu considérable encore, la substance testiculaire, recouverte en dehors par l'albuginée, forme une enveloppe complète d'épaisseur variable à la tumeur qui se développe à son intérieur et dont elle est séparée par une lame de tissu cellulaire lâche.

Dans une seconde période, la couche testiculaire ne recouvre plus que la partie postéro-supérieure ou épididymaire de la tumeur, à laquelle elle forme une espèce de cupule semblable à celle d'un gland.

Dans une troisième période enfin, c'est-à-dire lorsque la tumeur, remontant à une époque éloignée, a atteint un volume considérable, la couche testiculaire devenant de plus en plus mince et de plus en plus étroite, disparaît peu à peu par atrophie, — disparition dont la rapidité dépend, ainsi qu'on l'a vu (1), de la durée et du degré de compression exercée sur la substance testiculaire par la nouvelle production.

La substance testiculaire existe donc généralement, en rapport en dehors avec l'albuginée, en dedans avec la tumeur, qu'elle entoure complètement ou partiellement, et relativement à qui, dans ce dernier cas, elle prend une position constante, dont nous verrons plus loin les raisons. — A l'œil nu, cette substance se présente sous l'aspect d'une couche ou lame composée de petits filaments qu'avec une pince fine on peut séparer les uns des autres, étirer comme les fils d'une toile d'araignée, et qui ne sont que les tubes séminifères. — Couche offrant une couleur noisette, parfois plus pâle encore, grisâtre, due à l'anémie testiculaire. — Son épaisseur, de quelques millimètres en général, varie non-seulement d'une tumeur à l'autre, mais encore dans les divers points de la même couche, qui, plus épaisse en haut et en arrière, près de l'épididyme, s'amincit progressivement à mesure qu'elle s'avance sur la partie antéro-inférieure de la tumeur.

Examinés au microscope, les tubes séminifères qui, depuis un temps plus ou moins considérable, ne remplissent plus leurs fonctions, offrent un épithélium dont les éléments constitutifs perdent le plus souvent leurs caractères particuliers et ne tardent pas à subir la régression graisseuse. — Le calibre de ces tubes, régulier tant que ceux-ci existent, n'offre, à aucune période de la maladie, de renflements ni d'oblitérations.

4° *Corps d'Highmore.* — Dans une première période qu'il est rare de pouvoir rencontrer, le malade se résignant difficilement à l'ablation d'un testicule peu douloureux et peu volumineux encore, dont il espère recouvrer les fonc-

(1) Obs. 5, 7.

tions, le corps d'Highmore, reconnaissable par sa structure fibreuse, résistante, bien distincte de celle des autres parties du testicule par sa position presque centrale relativement à ces autres parties qui conservent leur aspect et leur emplacement normaux, se présente sous la forme d'un noyau fibreux, peu volumineux, renfermant à son intérieur un certain nombre de kystes, et situé au milieu de la substance testiculaire, qui l'entoure complètement.

Telle est la disposition que nous avons rencontrée dans une de nos tumeurs (1), qui nous permit d'assister au début du développement de la maladie ; — disposition que l'on rencontre également dans certaines tumeurs cancéreuses du testicule dont le point de départ est encore, ainsi que nous nous proposons de le démontrer prochainement dans le corps d'Highmore.

A la première période, le corps d'Highmore se confond donc, dès le début, avec la tumeur proprement dite, soit que celle-ci se développe primitivement à son intérieur, soit, au contraire, qu'elle ait pour point de départ le tissu connectif intertubulaire voisin.

Dans une seconde période, le corps d'Highmore, après avoir, par suite de son développement progressif, comme nous le montrerons plus loin, refoulé à sa partie postéro-supérieure la substance testiculaire, vient se mettre en contact dans une partie plus ou moins grande de son étendue avec la face interne de l'albuginée.

A cette période encore, toutes les parties du testicule (épididyme, cônes épididymaires, tubes séminifères), bien que légèrement déformées et déplacées, se présentant néanmoins sous un aspect qui diffère peu de celui qui leur est habituel, et conservant leur structure normale, ne peuvent donc être considérées comme le siége de la maladie ; — proposition qui, du reste, ressort de l'examen anatomique

(1) Obs. 1.

de la tumeur. — En effet, si l'on procède à la dissection
de l'épididyme et qu'on le détache de la tumeur dans toute
son étendue, dissection possible, puisque, à cette période,
les diverses parties constitutives du testicule sont encore
le plus ordinairement saines, on voit apparaître la trame
fibreuse de la tumeur et les kystes au-dessous des cônes
épididymaires, immédiatement sous la partie correspondante de l'albuginée, c'est-à-dire au niveau même du point
où normalement on devrait rencontrer le corps d'Highmore;
— disposition que l'on constate encore mieux lorsque, dans
ces mêmes tumeurs, on pratique une coupe médiane et longitudinale de l'épididyme et de la tumeur; mode d'inves-
tigation préférable au précédent, en ce qu'il laisse les diverses parties de l'organe dans leur position respective.

Dans une troisième période enfin, la tumeur ayant, par
son volume de plus en plus considérable et la compression
qu'elle exerce, amené l'atrophie et la disparition des diverses parties du testicule, toute recherche du point de départ
de la production morbide devient nécessairement impossible.

Après avoir constaté, par l'examen de l'état des diverses
parties du testicule au début de la maladie, que la tumeur
proprement dite n'est que le corps d'Highmore en proie au
travail morbide; et après avoir recherché quels sont les
rapports qu'affecte la tumeur avec les autres parties du testicule aux diverses phases de son développement, voyons
maintenant quelles sont les raisons de la constance de la
position que prend, à la seconde période de la maladie, la
substance testiculaire à la partie postéro-supérieure de la
tumeur.

Tout d'abord, rappelons que le corps d'Highmore ou médiastin du testicule est une lame fibreuse verticale, longue
de deux centimètres environ et qui, naissant de la portion
de l'albuginée sous-jacente à l'épididyme, s'enfonce à huit
ou neuf millimètres dans l'épaisseur du testicule.

Or, qu'un trouble de nutrition, se manifestant dans ce médiastin, y détermine la formation de tissu fibreux et de kystes ; cette nouvelle production s'effectuant dans toute la hauteur du corps d'Highmore, se trouve, dès le début, à un centimètre environ de profondeur dans l'intérieur de la glande ; elle est donc complètement enveloppée par les tubes séminifères, si ce n'est cependant en haut et en arrière, sur la ligne médiane où elle arrive jusqu'à l'albuginée.

Mais à mesure que cette tumeur augmente, elle se dirige nécessairement du côté où elle rencontre le moins de résistance. — Or, en haut et en arrière, elle supporte une forte pression due à l'épaississement de l'albuginée qui la recouvre immédiatement, due également à l'épididyme qui la touche médiatement. — En haut et latéralement, elle est encore assez fortement comprimée par l'albuginée, dont elle n'est séparée que par une mince couche tubuleuse. — En définitive, elle se dirige donc en bas et en avant dans l'épaisseur du testicule, en raison du peu de pression qu'elle supporte en ce sens, séparée qu'elle est de l'albuginée par une couche épaisse de tubes, qui se laisse facilement déprimer.

Dès le début, disons-nous, la tumeur se dirige donc forcément vers la partie antéro-inférieure de l'albuginée, jusqu'à ce que la pression qu'elle supporte de cette partie de l'albuginée soit égale à celle qu'elle supporte dans tous les autres points.

Alors apparaît le second élément de la question, c'est-à-dire la facilité avec laquelle les tubes séminifères (fixés à leur extrémité supérieure par leur adhérence au corps d'Highmore et leur continuation avec les tubes droits, libres au contraire à leur extrémité terminale ou inférieure) s'écartent par cette extrémité libre au-devant de la partie antéro-inférieure de la tumeur; — partie qui, à mesure que s'accroît la tumeur, s'éloigne de plus en plus du point fixe de ces tubes, fait hernie à travers leurs extrémités libres et, refoulant en haut et en arrière ces tubes, vient se mettre en contact avec une portion plus ou moins considérable de la face interne de l'albuginée.

Telle est la marche que nous avons pu suivre sur nos tumeurs ; en effet, dans l'observation 1, la massë kystique peu considérable était complètement environnée par une enveloppe testiculaire qui, épaisse en haut et en arrière, commençait à s'amincir en bas et en avant. — Dans les autres tumeurs dont le volume était beaucoup plus considérable, la couche testiculaire ne recouvrait plus que la partie postéro-supérieure de la tumeur, partie la plus rapprochée de l'épididyme.

Pour expliquer la constance de la position que prend, relativement à la tumeur, la substance testiculaire tant qu'elle n'est pas atrophiée, nous invoquons donc en résumé : — 1° la position médiane et profonde du corps d'Highmore, point de départ de la néoplasie ; — 2° la nécessité absolue dans laquelle est cette dernière de se diriger du côté où elle rencontre le moins de résistance, par conséquent en bas et en avant ; — 3° la continuation des tubes séminifères avec les tubes droits et leur terminaison par une extrémité libre ; disposition qui leur permet de s'écarter par cette extrémité au devant de la partie antéro-inférieure de la tumeur ; — 4° enfin, le peu de résistance du tissu connectif qui unit les tubes séminifères entre eux, et par conséquent la facilité avec laquelle la tumeur augmentant peu à peu de volume, peut rompre ce tissu et séparer les uns des autres les tubes.

Envisagées au point de vue des caractères extérieurs sous lesquels elles se présentent, les tumeurs kystiques, le plus souvent ovoïdes, rarement piriformes, conservent généralement la forme du testicule.

Leur volume, qui dépend du temps écoulé depuis le début de la maladie, et de la rapidité d'évolution du travail pathologique, varie de la grosseur d'un œuf à celui d'une grosse poire, le grand diamètre des tumeurs que nous avons examinées ayant varié de 7 à 15 centimètres.

Leur poids, qui était de 125 grammes dans la plus petite de nos tumeurs, s'est successivement élevé à 235, à 410 ; enfin dans l'observation de M. Trélat, il était de 466 grammes ; — du reste, comme il dépend non-seulement du volume de la tumeur, mais surtout de l'absence ou de la présence de noyaux cartilagineux, de nombre et de volume variables, il a pu, dans certains cas, ainsi dans la tumeur de Hancock, atteindre le chiffre énorme de 2 kil. 180 gr.

La tumeur, recouverte immédiatement par l'albuginée, surtout à sa partie antéro-inférieure, en est le plus souvent séparée, à sa partie supérieure et postérieure, par la couche testiculaire, à laquelle elle est reliée par une lame mince et lâche de tissu cellulaire ; elle est donc complètement enveloppée soit par l'albuginée, soit par la lame cellulaire qui la sépare des tubes séminifères ; — disposition qui a porté quelques observateurs à se demander si la tumeur ne se développait pas dans l'épaisseur de l'albuginée.

La surface de la tumeur, lisse le plus souvent, présente d'autres fois des élevures arrondies en forme de mamelon, dues à la présence de kystes superficiels ; élevures altérant peu la surface lisse générale de la tumeur et différant notablement des bosselures inégales, brusques, qu'on rencontre dans certains cas de cancer. — D'autres fois, au lieu de kystes, ce sont des noyaux cartilagineux qui soulèvent la membrane fibreuse et forment une saillie dont le chirurgien peut quelquefois apprécier le volume et la dureté à travers les enveloppes du testicule.

Incisées, les tumeurs kystiques peuvent se présenter sous six aspects principaux qui, si l'on s'en rapporte aux observations contenues dans notre tableau statistique, sont par ordre de fréquence :

1º Trame fibreuse. — Kystes.

2º Trame fibr. — Kystes. — Productions cartilagineuses.

3º Trame fibreuse. — Kystes. — Productions cartilagineuses. — Matière cancéreuse.

4º Trame fibreuse. — Kystes. — Cellules cancéreuses.

5º Trame fibreuse. — Kystes. — Productions cartilagineuses. — Matière cancéreuse et tuberculeuse.

6º Trame fibreuse. — Kystes. — Productions cartilagineuses. — Matière tuberculeuse.

La tumeur, essentiellement formée par une trame fibreuse, résistante, d'une teinte blanche, parfois jaunâtre, présente une vascularisation en général peu prononcée, qui dépend du plus ou moins d'activité du travail pathologique, ainsi qu'on le voit dans certaines tumeurs qui deviennent de mauvaise nature (1). — Examinée au microscope, cette trame, composée surtout de tissu conjonctif, ne renferme que peu de fibres élastiques.

A l'intérieur de cette trame, on rencontre en nombre plus ou moins considérable : — 1º des kystes ; — 2º de petits noyaux d'une substance jaunâtre, gélatiniforme, noyaux composés de tissu fibreux en voie de développement.

A. *Kystes.* — Au point de vue de leur contenu, les kystes qu'on rencontre dans ces tumeurs se présentent sous trois aspects principaux :

A. Kystes à contenu liquide séreux, séro-sanguinolent ou muqueux filant.

B. Kystes à contenu mi-fluent, jaune, graisseux.

C. Kystes à contenu solide, blanc perlé.

Leur volume varie de celui d'une lentille ou d'un pois, comme dans les kystes à contenu perlé, à celui d'une noisette qu'atteignent souvent les kystes à contenu liquide. — Leur cavité, tantôt régulière, sphérique, d'autres fois irrégulière, ne communique qu'exceptionnellement avec celle des kystes voisins. — Leurs parois tantôt épaisses, résistantes, sont d'autres fois très-minces, translucides, et lais-

(1) Obs. 7.

sent apercevoir par transparence le contenu. — Ces parois présentent une membrane kystique très-mince dont la face profonde, tomenteuse, repose sur le substratum fibreux de la tumeur, et dont la face libre est tapissée de cellules épithéliales.

A. *Kystes à contenu liquide.* — Le contenu de ces kystes est tantôt aqueux, limpide, tantôt, au contraire, visqueux, filant; différences qui nous semblent tenir à la quantité plus ou moins grande d'albumine qu'il renferme. — Limpide sans viscosité, il est à peine troublé par l'acide nitrique; — visqueux, filant au contraire, il donne un coagulum assez considérable sous l'action de la chaleur, de l'acide nitrique ou de l'alcool.

L'épithélium qui tapisse les parois de ces kystes varie souvent de l'un à l'autre; — c'est ainsi que nous avons successivement rencontré dans la même tumeur des kystes tapissés soit par un épithélium conique stratifié, soit par un épithélium pavimenteux ou nucléaire.

Indépendamment des cellules épithéliales qui, à mesure qu'elles vieillissent, se détachent des parois kystiques, le contenu séro-sanguinolent de certains kystes renferme, en outre, des plaques d'hématine, ainsi que des globules sanguins plus ou moins nombreux, déformés ou non, suivant l'époque à laquelle remonte l'épanchement sanguin, résultat soit de rupture vasculaire, soit de ponctions exploratrices.

B. *Kystes à contenu mi-fluent.* — Dans une seconde variété de kystes, le contenu jaunâtre, graisseux, rappelle, par son aspect et sa consistance, celui des mélicéris. — Examiné au microscope, ce contenu est composé de cellules épithéliales pavimenteuses, qui se remplissent de plus en plus de granulations graisseuses, se rompent et mettent enfin en liberté soit la sérosité qu'elles renfermaient, et qui donne au contenu kystique sa fluidité, soit les granulations graisseuses qui lui donnent sa coloration jaunâtre.

c. *Kystes à contenu solide.* — Ce contenu se présente ordinairement sous la forme, le volume et la couleur d'une perle, et remplit exactement la cavité dans laquelle il se développe. — Pressé sous le doigt, il offre la consistance de la matière sébacée durcie. — Examiné à l'œil nu, il est formé de couches concentriques superposées à la manière de petites sphères creuses qui s'emboîteraient les unes dans les autres; couches qu'on peut facilement séparer. — Examiné au microscope, il est uniquement composé : 1° de cellules épidermiques à noyaux, renfermant d'autant plus de granulations graisseuses qu'elles sont plus centrales; — 2° de granulations graisseuses mises en liberté par la rupture des cellules; — 3° de cristaux de cholestérine. — Ce contenu doit l'aspect sous lequel il se présente à l'absence de sérosité, ainsi qu'au développement continuel de cellules épidermiques qui, soulevées à mesure qu'elles vieillissent par les jeunes cellules qui se développent au-dessous d'elles, se détachent des parois kystiques et forment un noyau central sur lequel viennent successivement s'appliquer, à mesure qu'elles se détachent des parois, de nouvelles couches de cellules épithéliales.

B. Les noyaux de substance jaune, gélatiniforme, qu'on rencontre disséminés en nombre variable dans l'épaisseur de la trame, sont composés de tissu fibreux qui nous a offert deux principaux modes de développement.

Dans un premier mode, on rencontre des noyaux ovoïdes, allongés, plongés dans une substance fondamentale amorphe, quelquefois finement granuleuse. — Les plus volumineux de ces noyaux s'entourent d'une enveloppe cellulaire et forment ainsi de petites cellules fusiformes. — Une fois formées, ces cellules se juxtaposent par leurs extrémités au niveau desquelles elles se soudent, puis, devenant de plus en plus étroites, amènent par leur allongement progressif

(1) Obs. 1. 2 et 3.

la disparition de leur noyau et se transforment ainsi en fibres connectives.

Tel est le mode de développement du tissu fibreux que nous avons le plus souvent observé dans nos tumeurs (1). Cependant nous en avons également rencontré un second qui diffère du précédent en ce que le développement fibreux se fait exclusivement au moyen de noyaux libres qui, plongés dans une substance fondamentale granuleuse, s'allongent, sé rencontrent par leurs extrémités au niveau desquelles ils se soudent ; puis par cet allongement progressif, une rangée de noyaux forme une fibre connective (1).

A ces divers éléments qui constituent les tumeurs kystiques simples, c'est-à-dire celles que l'on rencontre le plus fréquemment, viennent souvent s'en ajouter accidentellement d'autres dont nous devons actuellement nous occuper.

En effet, soit à l'intérieur de la trame fibreuse et à ses dépens, soit à l'intérieur des kystes, se développent, en nombre souvent considérable, des noyaux de substance blanche ou grisâtre, offrant l'aspect et la dureté du cartilage ; — noyaux affectant la forme de fuseaux, de petites sphères assez régulières ou, au contraire, de rocailles ; — noyaux qui, à l'examen microscopique, sont formés par une substance fondamentale tantôt amorphe, tantôt fibrillaire, au milieu de laquelle sont plongées des cellules cartilagineuses en voie de développement, de multiplication et parfois de transformation en cellules osseuses.

Nous présentons le développement des noyaux cartilagineux comme s'effectuant le plus souvent dans l'épaisseur et aux dépens de la trame fibreuse de la tumeur. — Toutefois, tel ne serait pas toujours le siége du cartilage, qui aurait pris naissance dans les lymphatiques du corps d'Highmore et de l'épididyme, d'après Paget et M. Dauvé ; — dans les tubes droits, d'après Curling ; — dans l'épididyme, selon

____

(1) Obs. 6.

A. Cooper et M. Dauvé; — enfin dans tous les tissus du testicule, d'après M. Lhonneur.

Quoi qu'il en soit de cette diversité du siége de développement des productions cartilagineuses, diversité qui, du
reste, nous paraît peu fréquente, une fois développés, ces
noyaux cartilagineux, dont le volume varie de celui d'un
grain de chenevis à celui d'une noisette, modifient sensiblement l'aspect, la consistance et le poids de la tumeur,
suivant qu'ils sont plus ou moins multipliés. — Peu volumineux et peu nombreux, la tumeur conserve à la coupe
son aspect essentiellement kystique; — infiniment multipliés, au contraire, et volumineux, comme, par exemple,
dans une de nos tumeurs (1), ou mieux encore dans celle
enlevée par Hancock (2), ils compriment, déforment et
tendent à faire disparaître les kystes entre lesquels ils se
développent; de sorte que l'aspect primitivement et essentiellement kystique de la tumeur s'altère peu à peu et tend
à s'effacer.

Telle est l'étude anatomique des tumeurs bénignes; mais
lorsque, depuis un temps plus ou moins long, ces tumeurs
sont cancéreuses, il survient le plus souvent d'importants
changements dans l'aspect qu'elles offrent à la coupe, dans
leur structure, dans leur consistance. — Ainsi, grâce à sa
vascularisation plus prononcée, la trame, baignée d'une
certaine quantité de liquide, offre une teinte générale plus
rosée et, dans certains points ramollis, des noyaux hémor-
rhagiques. — Le développement néoplasique, plus hâtif,
envahit fréquemment l'épididyme et l'extrémité du cordon,
qui deviennent durs, volumineux et font corps avec la tumeur. — Enfin les kystes, en général plus petits, présentent
un épithélium dont les cellules revêtent l'habitus cancéreux
et offrent une prolifération plus ou moins active.

(1) Obs. 6.
(2) Curling, p. 415.

A une période plus avancée de la maladie, les cellules cancéreuses forment dans l'intérieur des kystes de petites masses dont le volume, croissant de plus en plus, s'accompagne de la disparition des parois d'un certain nombre de kystes dont le contenu se réunit alors et forme des masses cancéreuses plus considérables. — De sorte encore que la tumeur, après avoir été à son début essentiellement kystique, perd peu à peu cet aspect, pour offrir çà et là des points ramollis, manifestement cancéreux, autour desquels on peut encore retrouver des vestiges de la disposition aréolaire primitive de la tumeur.

Enfin, dans une dernière variété de tumeurs kystiques, on rencontrerait, d'après quelques observateurs, soit sous forme de noyaux, soit sous celle d'une couche plus ou moins étendue, une matière blanchâtre, molle, tuberculeuse, développée à l'intérieur ou à la surface de la tumeur dont elle modifierait également plus ou moins l'aspect et la consistance, suivant le nombre et le volume des noyaux qu'elle forme. — Matière tuberculeuse qui nous paraît ne se rencontrer que rarement dans les tumeurs kystiques, et sous le nom de laquelle quelques-uns de ces observateurs nous semblent avoir présenté à tort le contenu blanc et peu résistant des kystes perlés.

Tels sont les divers éléments que l'on peut rencontrer dans les tumeurs kystiques, éléments qui, par leur présence ou leur absence, par leur combinaison entre eux dans telles ou telles proportions, modifient sensiblement l'aspect de la tumeur, lui donnent tel ou tel caractère dominant et la font rentrer dans une des variétés que nous avons précédemment admises.

II.

Nous fondant sur les données anatomiques précédentes, examinons maintenant les diverses opinions émises par les auteurs sur le siége de la maladie, qu'A. Cooper place dans les tubes séminifères; — Curling, dans les tubes droits du corps d'Highmore; — Robin , dans l'épididyme.

Pour A. Cooper, les tubes séminifères, s'oblitérant çà et là, puis se dilatant entre les points oblitérés, formeraient les kystes.

Indépendamment de ce que nous a appris l'examen du corps d'Highmore aux deux premières périodes de la maladie, quatre autres raisons tirées également de l'étude anatomique de ces tumeurs nous font rejeter, ainsi qu'à la plupart des auteurs, cette manière de voir, avec laquelle, pas plus, du reste, qu'avec celles de Curling et de Robin, on ne·saurait expliquer l'existence de la trame fibreuse de la tumeur.

1° Jamais, dans la maladie kystique proprement dite, on ne rencontre de tubes séminifères au milieu de la trame de la tumeur, ni de cellules spermatiques dans les kystes; ce qui aurait lieu si ces kystes se formaient aux dépens des tubes séminifères. — 2° Ces tubes restent, au contraire, accolés les uns aux autres et forment une couche plus ou moins épaisse qui recouvre la tumeur dont elle est séparée par une lame de tissu cellulaire lâche; de telle sorte qu'entre la tumeur et les tubes testiculaires, il n'y a véritablement que des rapports de voisinage. — 3° Tant qu'ils existent, les tubes séminifères examinés au microscope offrent un calibre régulier sans dilatations, ni oblitérations — 4° Enfin, dans les tumeurs qui remontent à une époque assez éloignée, le plus souvent la substance tubuleuse a complètement disparu par atrophie, ainsi que le montre l'examen de la tumeur, bien cependant que cette dernière ait continué à se développer jusqu'au moment de l'opération ; — fait qui, plus encore que les autres, nous semble prouver l'indépendance qui existe entre les kystes et les tubes séminifères.

Sur les cinq tumeurs kystiques que nous avons pu examiner, nous avons étudié d'autant plus attentivement l'état du cordon, et surtout de l'épididyme, que, pour un illustre micrographe, M. Robin, ce dernier organe est le point de départ de la maladie : « les sarcocèles encéphaloïdes et « cystiques du testicule siégent dans l'épididyme. (1) » Et pour soutenir cette opinion, l'auteur se fonde : 1° sur l'intégrité et la position des tubes séminifères qu'on retrouve étalés à la surface de la tumeur ; — 2° sur une certaine analogie entre la structure de la première portion de l'épididyme et celle de ces tumeurs.

Si la maladie siégeait dans l'épididyme, comme le dit M. Robin, cet organe devrait constamment être altéré, faire partie de la tumeur, ne pourrait donc en être séparé et serait toujours le point de départ des premiers kystes, — ce qui n'est pas. — En effet, nous avons vu, dans la plupart des faits que nous avons observés, que l'épididyme et le cordon étaient, ou plus ou moins atrophiés, ou sains, au contraire, ce qui est le plus fréquent, et pouvaient alors alors être disséqués dans toute leur longueur et séparés complètement de la tumeur, à laquelle ils n'étaient reliés que par les cônes épididymaires, et dont, en outre, ils étaient séparés par l'albuginée testiculaire.

D'autres observateurs, et parmi eux Curling principa-

(1) *Arch. de méd.*, 1856, p. 526-543.

lement, ont du reste, comme nous, constaté l'intégrité fréquente de l'épididyme. — Ainsi M. Trélat, à la partie interne et postérieure de la tumeur qu'il observa, trouva le cordon et l'épididyme qui n'avaient pas été atteints par la maladie. — Dans le fait qu'il rapporte, M. Jouon trouva également le cordon et l'épididyme parfaitement sains, pour « la position, l'aspect, la structure et les dimensions. » — Dans une des observations de M. Boutin, même intégrité du cordon et de la tête de l'épididyme qui furent trouvés parfaitement sains sur le côté postérieur et supérieur de la tumeur.

Toutefois, nous sommes loin de vouloir dire qu'un observateur tel que M. Robin se soit complètement trompé. — Il est des cas, en effet, mentionnés, du reste, depuis longtemps par A. Cooper, par Lebert (1), et ce sont eux aussi que le savant micrographe français a eu probablement l'occasion d'observer le plus souvent, dans lesquels l'épididyme dur, tuméfié, fait corps avec la tumeur dont il ne peut être séparé, ainsi que nous l'avons constaté dans une de nos observations (2). — Mais remarquons que si nous nous en rapportons à ce fait, ainsi qu'à celui de Cruveilhier, dans lequel existaient également des lésions de l'épididyme, cette disposition ne paraîtrait guère se rencontrer que lorsque les tumeurs sont devenues cancéreuses depuis un temps variable, ou le deviennent.

Aussi, dans ces cas encore, nous fondant sur ce que que montre l'examen de la plupart des tumeurs kystiques dans lesquelles l'épididyme est sain, sommes-nous moins porté à voir dans cet état pathologique de l'épididyme une preuve du siége primitif de la maladie, qu'un résultat de la tendance à l'envahissement qu'apporte dans toute tumeur la malignité. — Tendance sous l'influence de laquelle le

(1) *Physiol. path.*, t. II, p. 325.
(2) Obs. 7.

travail pathologique, ayant toujours pour point de départ le corps d'Highmore, ne tarderait pas à envahir, en partie ou en totalité, l'épididyme et le cordon.

Examinons maintenant d'une manière particulière les deux points sur lesquels se fonde M. Robin pour présenter ces tumeurs comme se développant dans l'épididyme. — On trouve d'abord comme premier argument une certaine analogie qui existerait, d'après cet auteur, entre la structure de ces tumeurs et celle de la première portion de l'épididyme (1).

Analogie discutable et que nous ne pouvons admettre, puisque, d'une part, au lieu de l'épithélium pavimenteux irrégulièrement polyédrique que l'on rencontre normalement dans cette portion de l'épididyme et que l'on devrait, par conséquent, rencontrer également dans les kystes, on trouve dans ceux-ci, tantôt de l'épithélium pavimenteux, tantôt, au contraire, de l'épithélium cylindrique, nucléaire, épidermique, etc. ; — et que, d'autre part, alors même que tous les kystes ne présenteraient que de l'épithélium pavimenteux, la présence de cet épithélium ne suffirait encore pas pour permettre de placer le siége de la maladie dans cette portion de l'épididyme plutôt que dans les canaux du corps d'Highmore, puisque ces canaux, eux aussi, sont tapissés à leur état normal par le même épithélium pavimenteux. (2).

Montrons actuellement que le second point sur lequel se fonde M. Robin, c'est-à-dire la présence des tubes séminifères à la surface de la tumeur, n'a pas la signification que lui donne cet auteur.

---

(1) « Les tumeurs cystiques offrent une structure propre, qui conserve *quelque* analogie avec celle de la première portion de l'épididyme. » (*Arch. de méd.*, mai 1856, p. 535.)

(2) Curling, annot. de Gosselin, p. 384.

La substance tubuleuse, dit M. Robin (1), conserve sa structure normale et se retrouve étalée à la surface de la tumeur; donc la maladie ne siége pas dans le testicule, et se développe dans l'épididyme. — Contrairement à l'opinion de M. Robin, remarquons que la tumeur, si elle se dévelop· pait dans l'épididyme, serait, par cela même, située en dehors de l'albuginée testiculaire, qui la séparerait de la substance testiculaire, ce qui n'est pas. — Puis, la substance tubuleuse, située normalement au-dessous et en avant de l'épididyme, se trouverait dès le début de la maladie située à la partie antérieure et inférieure de la tumeur; — position qui est absolument l'inverse de celle que prend relativement à la tumeur la substance tubuleuse.

En résumé, dans cette discussion qui nous a permis·de passer en revue les diverses opinions des auteurs, l'intégrité des tubes séminifères qui, tant qu'ils ne sont pas atrophiés par la compresssion, sont séparés de la tumeur par une lame de tissu cellulaire, et n'affectent avec elle que des rapports de voisinage , nous ayant conduit à rejeter l'opinion d'A. Cooper, qui place le siége de la maladie dans ces tubes;

L'intégrité de l'albuginée qui, à la première période de la maladie, est séparée de la tumeur par l'enveloppe que forme à cette dernière la substance testiculaire , nous conduisant à rejeter l'opinion de M. Jouon, pour qui la tumeur se développerait dans l'épaisseur de l'albuginée ;

Enfin, l'état d'intégrité ou d'atrophie dans lequel on rencontre le plus fréquemment l'épididyme, ainsi que la position et les rapports qu'affectent relativement à la tumeur les tubes séminifères et l'épididyme, ne nous permettant pas de considérer avec M. Robin la tumeur comme se développant dans la première portion de l'épididyme.

Nous sommes donc amenés, par voie d'élimination, à

(1) *Arch. de méd.*, *loc. cit.*, p. 534.

reconnaître ce que, du reste, nous avait déjà montré l'examen des diverses parties du testicule à la première période de la maladie, à savoir que le point de départ de la tumeur se trouve dans le corps d'Highmore.

Mais ici se présentent deux opinions : l'une, qui place le siége de la maladie dans les canaux mêmes du corps d'Highmore ou *rete testis* ; — l'autre, pour qui le point de départ de la maladie se trouve dans le tissu conjonctif intratesticulaire, et pour qui les phénomènes qui se passent dans les canaux du corps d'Highmore ne sont qu'un résultat du trouble du tissu fibreux.

La première de ces opinions, professée par Curling, envisageant la maladie comme siégeant uniquement dans les canaux du corps d'Highmore, et regardant tous les kystes comme provenant uniquement de ces canaux, nous paraît passible de plusieurs objections.— Pourquoi, en effet, ces oblitérations et ces dilatations, si elles ne tenaient pas à un trouble du milieu dans lequel sont creusés les canaux du corps d'Highmore, se montreraient-elles uniquement dans ces canaux, quand on n'en rencontre ni dans les tubes séminifères, ni dans les cônes épididymaires, infiniment plus longs et tortueux, alors même que le canal déférent ou l'épididyme sont oblitérés depuis un temps plus ou moins long ?....

Si le travail pathologique consiste uniquement dans la dilatation des tubes droits, comment expliquer l'existence d'une trame fibreuse dont le volume, même dans les tumeurs les moins considérables, dépasse de beaucoup celui de tout l'organe à l'état normal ? — Si les kystes encore, comme le dit Curling, ne sont autre chose que des dilatations des tubes droits, toutes nécessairement tapissées au début par le même épithélium, celui de ces tubes, comment s'expliquer la diversité des kystes au point de vue soit de leur contenu, soit de leur épithélium ?

En définitive, nous sommes loin de nier que les canaux du

rete testis donnent naissance à une partie des kystes de la tumeur; mais ce que, considérant d'une part l'existence de la trame fibreuse de la tumeur, d'autre part la multiplicité des kystes et la diversité de leur contenu et de leur épithélium, ce que, disons-nous, nous ne saurions admettre avec Curling, c'est que la maladie siége uniquement dans les canaux du corps d'Highmore, et que tous les kystes se développent exclusivement aux dépens de ces canaux.

Aussi sommes - nous amené à considérer la tumeur comme reconnaissant, pour cause première, un trouble du tissu fibreux du corps d'Highmore; — manière de voir qui trouve de suite un puissant appui dans la considération suivante : la trame de la tumeur composée essentiellement nous l'avons vu, de tissu conjonctif, représente toujours quelque soit le volume de la tumeur, une masse de tissu fibreux beaucoup plus considérable que celle qui existe à l'état normal dans le testicule.— On peut donc conclure par le simple raisonnement à la formation pathologique d'une certaine quantité de tissu fibreux.

Ce travail de formation du tissu conjonctif, nous l'avons du reste constaté en décrivant précédemment des masses molles, gélatiniformes, disséminées dans la trame de la tumeur, et composées de tissu fibreux en voie de développement au moyen soit de cellules fusiformes, soit de noyaux ovoïdes libres.

Si, du développement du tissu fibreux nous passons maintenant à celui des kystes, nous nous rappelons que la grande multiplicité de ces cavités, ainsi que leur diversité sous le double point de vue de leur contenu et de leur épithélium, nous paraissant peu conciliables avec l'hypothèse d'une origine unique, nous ont conduit à admettre pour ces kystes la possibilité de plusieurs modes de développement; manière de voir d'autant plus admissible, que dans certaines tumeurs cancéreuses aréolaires du testicule qui ont pour point de départ, non plus le corps d'Highmore, mais le

tissu conjonctif du testicule, et dans lesquelles par conséquent, on ne peut plus invoquer la présence des canaux
droits, on rencontre néanmoins un certain nombre de
kystes.

Un premier groupe de kystes reconnaîtrait pour cause
l'oblitération en certains points des canaux droits, lesquels se trouvant pris au milieu des masses fibreuses en
voie de développement, seraient étranglés çà et là par ces
masses, s'oblitéreraient au niveau des points rétrécis, entre
lesquels ils se dilateraient peu à peu.— Ainsi se formerait
une partie ou la totalité des kystes, qu'à l'examen de la
tumeur on trouve tapissés d'un épithélium paviménteux,
irrégulièrement polyédrique.

Dans un second mode de développement, les faisceaux
fibreux, en voie de formation, au lieu de se masser, s'écar-
teraient au contraire les uns des autres, et laisseraient
entre eux des lacunes ou cavités qui se rempliraient de
sérosité par extravasation. (1).

Dans un troisième mode de formation admissible pour la
plupart des kystes à contenu séro-sanguinolent, les
vaisseaux qui se distribuent aux masses molles, gélatiniformes, ou qui les traversent, passant de tissus solides,
résistants , dans des tissus mous, se rompraient et donne-
raient lieu à des épanchements sanguins qui parcourraient
diverses phases, déformation et régression graisseuse des
globules rouges, qui peu à peu seraient résorbés; de sorte
qu'il ne resterait plus dans ces cavités qu'un contenu séreux
renfermant quelques globules sanguins déformés, et des
cristaux d'hématine.

Puis, les cavités qui reconnaîtraient un de ces deux derniers modes de développement achèveraient de se trans-
former en véritables kystes, en se tapissant à leur intérieur

(1) Lebert. *Productions fibreuses et fibroïdes accidentelles*
(Anat. pathol. p. 145-182-234-403.)

d'une couche épithéliale, soit que ce développement de
cellules épithéliales se fasse librement au milieu d'un
blastême; soit, au contraire, ce qui est plus probable
d'après les recherches modernes qui tendent de plus en plus
à faire rejeter la génération libre des cellules, soit, disons-
nous, que ces cellules épithéliales ne soient qu'une transformation des cellules ovales que l'on rencontre dans les
masses de tissu fibreux en développement, ou des cellules
plasmatiques situées sur les parois de ces cavités.

Enfin, une dernière manière de voir, professée par MM. Lebert et Salleron, consiste à placer le siége des kystes dans
les cellules plasmatiques du tissu fibreux intra-testiculaire, cellules qui, par suite de troubles survenus dans
leurs fonctions, se dilateraient peu à peu, pendant qu'elles
se tapisseraient à leur intérieur d'un épithélium développé
aux dépens de leurs noyaux.

Quel que soit celui de ces modes de développement
qu'elles aient affecté, les cavités kystiques, une fois formées,
se remplissent : les unes, d'un contenu liquide dont on doit
chercher les causes, soit dans une extravasation de sérosité
qui vient remplir un vide formé par l'écartement des faisceaux fibreux en développement, soit dans une sécrétion de
leur épithélium, sécrétion complètement analogue à celle
de l'épithélium des séreuses; — les autres, d'un contenu
graisseux mi-liquide, ou solide blanc perlé, contenu qui,
comme nous l'avons vu, doit le double aspect, sous lequel il
se présente, à la différence des épithéliums qui tapissent
ces deux variétés de kystes, ainsi qu'à la présence ou à l'absence de sérosité dans ces cavités.

Tels seraient, d'après nous, le siége et le mode de développement des tumeurs kystiques, qui, comme nous l'avons
dit au commencement de ce travail, seraient dues à un
trouble du tissu conjonctif intra-testiculaire ; — trouble caractérisé par le développement simultané de tissu fibreux,
de kystes et d'épithéliums divers.

Manière d'envisager la maladie kystique qui seule nous semble conciliable avec : 1° l'état d'intégrité dans lequel on rencontre le plus souvent les diverses parties du testicule; — 2° la diversité que l'on constate soit dans le contenu des kystes, soit dans leurs épithéliums; — 3° enfin avec l'existence d'une trame fibreuse aussi considérable que celle que l'on rencontre dans ces tumeurs.

III.

Symptomatologie.

La maladie kystique se montre généralement chez des sujets jeunes, doués d'une bonne constitution. — Une fois cependant A. Cooper l'a rencontrée chez un vieillard de 90 ans, fait exceptionnel jusqu'à présent. — La tumeur a ordinairement une marche lente (1), n'atteint que peu à peu son volume définitif, mais offre cependant dans quelques cas des recrudescences suivies d'arrêts dans son développement.

(1) Sur 23 cas, dans lesquels la durée de la maladie est notée, l'opération a été pratiquée :

Chez 9 sujets, moins de 1 an après le début de la tumeur.

5	»	de 1 an à 2 ans	»
5	»	plus de 2 ans	»
3	»	plus de 5 ans	»
1	»	de 7 à 8 ans	»

Chiffres qui représentent, non la durée absolue de la maladie, mais seulement le temps que les tumeurs avaient mis à atteindre un volume et un poids qui gênassent assez le malade pour le déterminer à subir l'ablation du testicule. (V. Statistique.)

Souvent indolore dès le début, la tumeur peut passer inaperçue pendant un certain temps et n'être découverte que par hasard ; d'autres fois au contraire, elle est le siége de douleurs plus ou moins vives, parfois même lancinantes; mais en général, ces douleurs diminuant progressivement, la tumeur ne tarde pas à devenir à peu-près indolore soit spontanément, soit à la compression qui ne nous a jamais permis de produire la sensation testiculaire, — sensation donnée cependant par A. Cooper comme un caractère propre à ces tumeurs, et qui, si elle existe parfois, a toutefois moins d'importance que ne lui en attribuait l'illustre chirurgien, puisqu'elle est loin d'être constante.

La pression ne permet donc généralement pas de reconnaître au niveau de quelle partie de la tumeur se trouve la substance testiculaire; — phénomène important pour distinguer les tumeurs kystiques de celles dans lesquelles le testicule occupe une position constante appréciable au toucher, qui, à ce niveau, détermine la douleur pathognomonique.

Les tumeurs kystiques sont unilatérales, lisses d'une manière générale, bien qu'offrant de légères saillies arrondies dues aux kystes superficiels ou aux noyaux cartilagineux. — Parfois piriformes, elles sont le plus souvent ovoïdes et conservent la forme du testicule. — Leur poids, assez considérable relativement à leur volume, détermine fréquemment le long du cordon des douleurs et des tiraillements, qui s'irradient jusqu'aux aines, et aux lombes.

Résistantes en masse, ces tumeurs sont néanmoins dépressibles dans la plupart des points, offrent dans des limites très-restreintes, qui correspondent aux plus grands kystes, une fluctuation que peuvent reconnaître les doigts rapprochés les uns des autres, et qu'ils ne perçoivent plus dès qu'ils sont au contraire éloignés. — On peut donc dire, d'une manière générale, que ces tumeurs résistantes en masse sont partout dépressibles, et fluctuantes en certains points.

D'autres fois, le doigt promené sur la surface de la tumeur peut reconnaître l'existence de noyaux durs, cartilagineux, séparés par des points fluctuants ou mieux dépressibles constitués par les kystes, et entre ces derniers, au niveau de leurs cloisons, éprouve la sensation de brides fibreuses, résistantes ; — phénomène dont l'existence a certainement une grande valeur pour le diagnostic, mais qu'on est loin de rencontrer constamment, soit par suite de l'absence de kystes ou de noyaux cartilagineux superficiels, assez volumineux pour être perceptibles au toucher, soit qu'ils soient masqués plus ou moins complètement par l'accumulation de sérosité dans la vaginale.

Tumeurs non transparentes, cependant lorsque simultanément à leur développement, il se fait, ce qui, du reste, a également lieu dans presque toutes les tumeurs du testicule, un épanchement de sérosité dans la cavité vaginale; cet épanchement, lorsqu'il atteint une certaine proportion, permet de trouver de la transparence en un point limité, à la partie antérieure et inférieure de la tumeur, qui au contraire offre la plus complète obscurité.

A la partie postéro-supérieure de la tumeur, on rencontre le cordon et l'épididyme, qui le plus souvent présentent leurs dimensions et leur consistance normales ; cependant parfois, la tumeur confondue avec ces organes se prolonge plus ou moins sur eux. — D'autres fois, au contraire, le cordon, que le toucher permet de suivre jusqu'à la tumeur, vient se perdre à la partie moyenne du bord postéro-supérieur de celle-ci, sans que l'examen le plus minutieux permette de le suivre plus loin et de retrouver l'épididyme.

Les vaisseaux du cordon offrent parfois des varicosités assez prononcées pour être facilement reconnues au toucher à travers les enveloppes ; état auquel A. Cooper attachait une certaine importance pour le diagnostic, mais qui ne nous paraît ni constant, puisque nous ne l'avons rencontré qu'une fois sur sept, ni propre à la maladie kystique, puisqu'il se montre également dans le cancer du testicule. — Ganglions lombaires et inguinaux presque toujours sains. — Enveloppes superficielles du scrotum parfois variqueuses, le plus souvent saines, glissant sur la tumeur, qui ne leur adhère et ne s'ulcère jamais.

Si, pour assurer le diagnostic, on recourt à la ponction exploratrice, celle-ci donne lieu le plus souvent à l'écoulement d'une petite quantité de liquide séreux, séro-sanguinolent, parfois sanguin. — D'autres fois, au contraire, et cela est plus rare, on ne voit sortir aucun liquide; puis si le chirurgien retire lentement la canule, il ne tarde pas à se faire un écoulement peu considérable ordinairement, qui cesse bientôt, puis parfois reparaît; alternatives d'écoulements et de cessations qui peuvent se reproduire plusieurs fois, jusqu'à ce que l'opérateur continuant toujours à ramener lentement à lui la canule exploratrice, l'ait complètement retirée de la tumeur.

Ces divers phénomènes, dont le dernier pourrait paraître singulier, s'expliquent aisément.

En effet, si l'extrémité de la canule arrive dans un kyste sans avoir rencontré sur son passage, ni déchiré de vaisseaux sanguins, le liquide du kyste sort seul; il se fait donc un écoulement purement séreux dont la quantité dépendra du volume du kyste où s'est arrêtée l'extrémité de l'instrument.

Si, au contraire, un vaisseau plus ou moins considérable a été blessé, le sang sortant du vaisseau arrive dans le kyste, se mêle à la sérosité, de telle sorte que l'écoulement d'abord séreux, devient sanguinolent, puis enfin purement sanguin lorsque le contenu séreux du kyste a été complètement évacué.

Lorsque le chirurgien, après avoir plongé l'instrument à une certaine profondeur, retire le trocart, tout en laissant la canule en place, et ne voit s'écouler aucun liquide, cela vient de ce que l'extrémité de l'instrument s'est arrêtée, non dans un kyste, mais dans l'épaisseur de la trame fibreuse, dans une cloison plus ou moins épaisse. — Aussi pour peu que l'opérateur retire lentement la canule, l'extrémité de celle-ci, quittant la cloison fibreuse dans laquelle elle s'était logée, arrive bientôt dans un kyste et l'on voit apparaître l'écoulement, qui cesse lorsque le kyste est vidé, ou lorsque la canule, retirée peu à peu, a quitté la cavité du kyste et se trouve de nouveau au milieu de la trame. — Puis, suivant le nombre de kystes et de cloisons d'une certaine épaisseur que l'instrument aura traversés sur son passage, il pourra se faire par la canule une série d'écoulements alternant avec des interruptions : — Phénomènes qui ne peuvent être bien observés que lorsqu'on ne retire que très-lentement la canule exploratrice.

IV.

Diagnostic.

Le diagnostic différentiel des tumeurs kystiques avec l'hydrocèle, quoique pouvant présenter des difficultés signalées déjà par A. Cooper, est en général cependant des plus faciles. — En effet, dans l'hydrocèle, n'a-t-on pas pour se guider la forme de la tumeur, la fluctuation qui, bien que parfois nulle, peut cependant le plus souvent être constatée dans des limites étendues, et dans les cas où l'épaississement vaginal est assez considérable pour masquer la fluctuation, la résistance que perçoit le doigt n'est-elle pas superficielle, sentie immédiatement au-dessous de la peau et non profonde comme dans les tumeurs kystiques? — Le testicule n'occupe-t-il pas le plus souvent une position constante, à la partie postérieure et moyenne de l'épanchement, point au niveau duquel une forte pression détermine

la douleur testiculaire ?... Notons encore dans les épanchements vaginaux l'absence de glissement sur la tumeur du
feuillet pariétal de la vaginale, distendu qu'il est par le
liquide, tandis que dans le testicule kystique les enveloppes superficielles, ou enveloppes libres, glissent complètement sur la tumeur.

Enfin les épanchements vaginaux, s'ils sont séreux, sont
alors transparents dans toute leur étendue, si ce n'est en
un point limité et constant qui correspond au testicule qui
a conservé son volume normal ; — tandis que les tumeurs
kystiques, ainsi du reste que la plupart des tumeurs solides
du testicule, s'accompagnant souvent d'un léger épanchement vaginal, permettent alors de constater la transparence
en un point très-limité en avant et en bas de la tumeur, qui,
au contraire, est complètement opaque.

Comme on le voit, le diagnostic entre la maladie kystique
et l'hydrocèle est donc facile, et ce que nous disons de
l'hydrocèle s'applique à plus forte raison aux épanchements
sanguins vaginaux ou extra-vaginaux ; car dans ce dernier
cas, aux caractères précédents, vient s'ajouter la marche
ordinairement rapide, brusque, de l'épanchement ; —
aussi n'insisterons-nous pas plus longtemps sur le diagnostic des tumeurs kystiques d'avec les tumeurs liquides des
bourses.

Le diagnostic toujours plus difficile, quand il s'agit de
différencier une tumeur kystique d'un encéphaloïde, est
parfois entouré d'une telle obscurité que si l'on ne recour-
rait alors à la ponction exploratrice, on resterait dans l'in-
certitude. — Nous étudierons les conditions dans lesquelles
se développent ces maladies, leur fréquence relative, enfin
les caractères spéciaux qui permettent de les différencier.

Age. — Si, au point de vue de l'âge auquel se développe
le plus ordinairement la tumeur, on établit un parallèle
entre la maladie kystique et l'encéphaloïde du testicule, en
rapprochant la statistique de Ludlow de la nôtre, on voit

que la maladie kystique se développe en général à un âge
moins avancé que l'encéphaloïde, — puisque dans ce parallèle, on voit la maladie kystique se montrer le plus souvent de 20 à 30 ans, l'encéphaloïde de 30 à 40.

<table>
<tr><td>ENCÉPHALOÏDE (1).</td><td>TUMEURS KYSTIQUES (2).</td></tr>
</table>

ENCÉPHALOÏDE (1).				TUMEURS KYSTIQUES (2).			
Avant 5 ans chez 5 sujets.							
De 15 à 20	»	1	»				
De 20 à 30	»	11	»	De 20 à 30 ans chez 15 sujets.			
De 30 à 40	»	22	»	De 30 à 40	»	6	»
De 40 à 50	»	6	»	De 40 à 50	»	3	»
De 50 à 70	»	6	»	A 90	»	1	»
		51				25	

Fréquence relative. — Maintenant, si nous cherchons la
fréquence relative de ces deux maladies, dans une statistique
qui appartient à M. le professeur Desgranges, nous trouvons
28 cas de castration qui se subdivisent ainsi :

Sarcocèles cancéreux	....	17
»	kystiques	3
»	fibro-plastiques	2
»	tuberculeux	6
		28

En s'en rapportant à cette statistique, qui ne comprend,
il est vrai, qu'un nombre trop restreint de faits pour être
complètement probante, la fréquence de la maladie kysti-

(1) Ludlow (Curling, p. 338).
(2) Statistique.

que serait à celle de l'encéphaloïde du testicule dans le rapport d'environ 1 à 6, — proportion qui nous paraît susceptible de varier beaucoup suivant les milieux dans lesquels se trouve le chirurgien, et n'être plus exacte, par exemple, dans les hôpitaux militaires, où l'encéphaloïde du testicule, toutes proportions gardées, se rencontre bien moins fréquemment que dans les grands hôpitaux civils. — Mais, quoi qu'il en soit, nous pouvons donc, d'une manière générale, présenter les tumeurs kystiques du testicule comme beaucoup plus rares que l'encéphaloïde de cet organe.

Etat des sujets. — Les tumeurs kystiques se rencontrent, avons-nous déjà dit, le plus souvent chez des individus non-seulement jeunes, mais encore vigoureux, doués d'une bonne constitution, chez des sujets qui se présentent dans un tel état de santé, que l'on est généralement conduit à rejeter, à la vue du malade, l'idée de tumeur maligne, — remarque déjà faite par les observateurs qui ont eu l'occasion de rencontrer un certain nombre de ces tumeurs. Ainsi, A. Cooper, pour soutenir la bénignité absolue de cette maladie, se fondait justement sur le *parfait état de santé* des sujets qui en étaient atteints.

L'encéphaloïde du testicule, au contraire, se rencontre généralement chez des sujets plus âgés, débilités, placés dans de mauvaises conditions hygiéniques, et ne coexiste que bien exceptionnellement avec un état de santé satisfaisant. — C'est ainsi que l'on peut expliquer sa rareté chez les jeunes gens, surtout chez les soldats qui représentent l'élite physique de la jeunesse, et qui se trouvent ordinairement dans des conditions hygiéniques satisfaisantes. Comme on le voit, l'état général du malade a donc une certaine importance dans le diagnostic des deux maladies dont nous parlons.

Les tumeurs kystiques, toujours lisses, offrent sensiblement la même résistance en masse, quel que soit leur volume ; tandis que l'encéphaloïde très-dur et lisse au début,

6

se ramollit en certains points, devient inégal, bosselé, et
de plus en plus fluctuant au niveau des saillies qu'il présente, prend assez souvent et assez rapidement un volume
que n'atteignent généralement pas les tumeurs kystiques ; enfin, arrivé à une certaine période de son développement, souvent l'encéphaloïde adhère aux enveloppes superficielles et s'ulcère, phénomène que l'on ne rencontre
pas dans les tumeurs kystiques.

Enfin, les tumeurs kystiques marchent en général lentement, n'atteignent jamais leur durée absolue, remontent
souvent à une date éloignée, 2, 3, 5 et même 8 ans, sans que
les malades offrent de ganglions engorgés, ou de symptômes
de cachexie. — Or, telle n'est pas la marche ordinaire de
l'encéphaloïde, qui bien qu'assez lente dans certains cas,
amène, en général, beaucoup plus tôt, non-seulement l'engorgement des ganglions lombaires et inguinaux, mais encore souvent la mort par le développement de tumeurs internes ou par cachexie; — ce que prouve cette opinion à laquelle était arrivé, après l'examen d'un grand nombre de
faits, Paget, qui estime à 23 mois la durée moyenne de la vie
d'un sujet atteint d'encéphaloïde du testicule (1).

L'intégrité de l'épididyme et du cordon est la règle dans
les tumeurs kystiques ; dans l'encéphaloïde, c'est l'excep-
tion. — Toutefois, malgré ces signes différentiels, il est des
cas où le diagnostic de ces deux maladies est d'une si grande
difficulté que l'on est obligé de recourir à la ponction exploratrice ; alors, tandis que dans la maladie kystique on verra
le plus souvent s'écouler un liquide séreux, séro-sanguinolent peu abondant; — dans l'encéphaloïde, au contraire, on
aura un jet sanguin, rutilant, au milieu duquel on trouve
parfois de la matière encéphaloïde ramollie.

Enfin, lorsque dans la maladie kystique, l'épididyme tuméfié fait corps avec la tumeur, et qu'à l'intérieur de celle-ci

(1) Curling, p. 392.

existent des noyaux plus ou moins considérables de substance cancéreuse, le diagnostic devient presque impossible;
ce qui, du reste, a peu d'importance, puisque dans les deux
cas, le pronostic, ainsi que nous le verrons, est sensiblement
le même.

Le diagnostic de la maladie kystique d'avec l'hématocèle
parenchymateuse est également entouré des plus grandes
difficultés. — Cependant, remarquons que malgré les faits
cités par Percival Pott (1), Richter (2), faits qui ne sont rien
moins que probants, nous ne connaissons pas d'exemple
irréfutable d'hématocèle parenchymateuse spontanée, nous
n'avons donc pas à nous occuper de cette variété. — Quant
à l'hématocèle parenchymateuse traumatique, bien que
rare, on en trouve cependant un certain nombre d'exemples (3). — Dans ces cas, la maladie apparaît brusquement,
à la suite d'un effort, d'un coup, d'une chute, atteint tout
son développement en très-peu de temps, quelques
jours, quelques heures, s'accompagne de symptômes in-
flammatoires aigus soit dans le testicule, soit dans les enveloppes; puis est susceptible de diminution assez prompte:
— symptômes qu'on ne rencontre jamais dans la maladie
kystique.

De plus, l'albuginée se prêtant peu à une distension aussi
brusque, le volume qu'atteint l'hématocèle parenchymateuse est généralement moindre que celui des tumeurs
kystiques. — Enfin, la ponction exploratrice donne issue à
un écoulement sanguin, à la suite duquel le volume de la
tumeur diminue; caractère qu'on ne rencontre encore pas
dans la maladie kystique, où les kystes renferment une trop

(1) Œuvres chirurg.; t. 2. *Traité sur la hernie.*

(2) *Nouvelles observations de méd, et de chirurg.*, t. 2. (Edi-
tion de Berlin, 1813).

(3) Hématocèle sous-albuginée. Geoffroy, thèse de Montpellier 1863.

petite quantité de liquide pour que l'évacuation du contenu
de quelques-uns d'entre eux modifie sensiblement le volume
de la tumeur.

Vient enfin le testicule syphilitique, qu'on ne peut guère
confondre avec la maladie kystique, qu'au début. — Or,
dans le testicule syphilitique, la tumeur est résistante, non
dépressible, d'une dureté de marbre ; — souvent double,
n'atteint jamais un volume aussi considérable que les tumeurs kystiques ; — est précédée ou accompagnée de
symptômes spécifiques et cède facilement à un traitement
anti-syphilitique. — Est-il besoin d'ajouter que, si par erreur, on faisait une ponction dans ce cas, il n'y aurait aucune issue de liquide.

Reste une dernière question que Curling avait, ainsi que
nous le verrons, sagement résolue par ces quelques mots :
« J'ai fait la remarque que de petites masses d'enchon-
« drôme se trouvaient fréquemment au milieu de la tu-
« meur kystique..... la matière cartilagineuse peut deve-
« nir assez abondante pour oblitérer les kystes et former
« la plus grande partie de la tumeur..... dans cette affec-
« tion la formation du cartilage est subordonnée aux autres
« altérations..... (1) »

Lorsque, quelque temps après le rapport que fit M. Giral-
dès sur l'observation d'enchondrôme du testicule présentée
par M. Paget, vint la thèse de M. Gyoux (2), l'auteur
réunissant les observations d'un certain nombre, de
tumeurs dans lesquelles existaient des noyaux cartilagineux, et ne considérant pas assez que dans certains
cas, la présence de noyaux cartilagineux n'est qu'un fait accidentel, comme dans les tumeurs fibreuses, dans les tumeurs kystiques, dans l'encéphaloïde du testicule, donna

(1) Curling, p, 415 à 426.
(2) Gyoux, thèse de Paris 1861, n° 73, *De l'enchondrôme du
testicule.*

à ce détail anatomique une importance capitale et exagérée en désignant ces tumeurs sous le nom d'enchondrôme, et en les rapprochant de tumeurs dans lesquelles la présence seule du cartilage constitue primitivement et exclusivement la lésion, à des enchondrômes proprement dits.

Vint ensuite M. Dauvé (1) qui, dans un remarquable mémoire, partageant l'opinion de M. Gyoux en rapprochant, sous le nom d'enchondrômes du testicule, des tumeurs de nature essentiellement distincte, considéra à tort comme très-rare la présence de noyaux cartilagineux dans les tumeurs kystiques.

Enfin, dans le rapport qu'il fit le 18 octobre 1861, M. Béraud (2), rapporteur de la commission qu'avait nommée la Société de chirurgie pour examiner le mémoire de M. Dauvé, s'autorisant de ce qu'un des caractères de l'enchondrôme est de présenter à une certaine période de son évolution, des kystes plus ou moins grands, et ne considérant pas assez les différences essentielles qui existent entre la marche des tumeurs kystiques dans lesquelles se développent des noyaux cartilagineux, et celle des enchondrômes dans lesquels se creusent des kystes, refusa à tort, selon nous, pour cela seul qu'on y rencontra des noyaux cartilagineux, d'admettre la nature essentiellement kystique des tumeurs de Hancock, de Hawkins, de Thompson, de Cruveilhier, etc., tumeurs qu'il ne considère que comme des enchondrômes dans lesquels se sont développés des kystes ; de sorte qu'il fut amené à conclure par ces mots : « Il en résulte que « sous ce rapport, votre commission cherche des preuves « qui démontrent l'association de la maladie kystique avec « l'enchondrôme. »

En résumé, la présence de noyaux cartilagineux dans les tumeurs kystiques, qui avait été présentée par Curling,

(1) *Gazette des Hôpitaux 1862, p. 15-16*.
(2) Id.

par Robin (1), comme fréquente, y fut considérée ensuite comme rare, puis mise en doute, et bientôt toutes les tumeurs, quelle que fût leur nature primitive, dans lesquelles on rencontra des noyaux cartilagineux, furent désignées sous le nom d'enchondrômes du testicule, — fait qui non-seulement a l'inconvénient de permettre de présenter les mêmes tumeurs, tantôt sous le nom de tumeurs kystiques, tantôt sous celui d'enchondrômes, suivant qu'on attache plus d'importance aux kystes ou aux noyaux cartilagineux; mais encore celui bien plus grand de rapprocher l'une de l'autre et de confondre ensemble deux maladies essentiellement distinctes.

Contre les conclusions auxquelles sont arrivés MM. Dauvé, Béraud, nous aurons à montrer : 1° la fréquence de la présence de noyaux cartilagineux dans les tumeurs kystiques ; — 2° les différences qui existent entre l'enchondrôme proprement dit, dans lequel se creusent des cavités, et les tumeurs fibro-cystiques au milieu desquelles se développent des noyaux cartilagineux.

Enfin, après avoir discuté ces deux points importants, nous serons amenés à conclure que la présence de noyaux cartilagineux dans une tumeur fibro-cystique ne saurait pas plus suffire pour lui mériter le nom d'enchondrôme, que celle de cavités dans un véritable enchondrôme ne pourrait lui valoir le nom de tumeur kystique.

A.— Montrons tout d'abord que la présence de noyaux cartilagineux à l'intérieur de tumeurs primitivement et essentiellement kystiques, loin d'être un fait exceptionnel, se rencontre au contraire fréquemment.

(1) « Il n'est pas très-rare de trouver ces tumeurs cystiques compliquées par la présence de masses cartilagineuses quelquefois reliées entre elles par des prolongements de même nature... » (*Archives de médecine*, mai 1856, p. 530).

Dans la première observation de M. Boutin (1), l'examen micrographique de la tumeur montra que « les cloisons « des kystes étaient formées de tissu lamineux et fibro- « plastique et que *les parois très-épaisses présentaient en* « *outre en quelques points des cellules cartilagineuses* ».

Dans la seconde observation du même auteur, la tumeur offrit une masse centrale, grisâtre, *composée de tissu fi- breux et fibro-plastique, renfermant de fort belles cavités cartilagineuses* : puis en avant et en arrière de cette masse, des séries de kystes, dont les cloisons avaient la même composition. — Près de la surface antérieure de cette tumeur on rencontra de petites masses d'enchondrôme grosses comme des têtes d'épingle (2).

Dans une des tumeurs kystiques que Hawkins montra à Curling, ce dernier auteur nota qu'indépendamment des cellules cancéreuses à noyau, que renfermaient les kystes, il y avait aussi des parcelles d'enchondróme (3), fait dont cet auteur dit avoir fréquemment constaté l'existence.

Dans la tumeur kystique que présenta M. Hughes à la Société de pathologie de Dublin, « la section montra un « amas de kystes variant en grosseur de celle d'un petit « grain de millet à celle d'une grosse noisette; beaucoup « étaient remplis de sérosité jaunâtre, et çà et là on trouva « des masses cartilagineuses disposées en petits noyaux, et « même de la substance osseuse »'(4).

Dans la tumeur qui fait le sujet de notre observation vii, les noyaux cartilagineux, infiniment multipliés, se présentaient sous forme de petits fuseaux ou de petits noyaux arrondis dont le volume variait de celui d'un grain de chenevis à celui d'une noisette. — Ces noyaux, indépendants

(1) Boutin, thèse de Paris, 8 janvier 1861, p. 10.
(2) Id., p. 15.
(3) Curling, p. 416.
(4) *Gaz. méd. de Lyon*, juin 1863,

les uns des autres, se développaient aux dépens de la trame fibreuse et comprimaient les kystes qui n'avaient avec eux que des rapports de voisinage; - disposition qu'on rencontre également dans la tumeur de M. Goffres, tumeur dont nous avons précédemment rapporté en partie la description anatomique.— Virchow, enfin, a rencontré dans deux tumeurs kystiques qu'il décrit sous le nom de fibro-cystoïdes, des productions cartilagineuses disséminées au milieu de kystes et de petites tumeurs perlées(1).

Nous pouvons donc maintenant, sans chercher d'autres exemples de cette association, exemples qui seraient bien plus fréquents si l'on avait fait l'examen microscopique de toutes les tumeurs kystiques observées jusqu'à présent, considérer comme suffisamment prouvé que fréquemment les tumeurs kystiques présentent, au milieu de leur trame, un développement plus ou moins considérable de noyaux cartilagineux; — développement qui, du reste, s'explique facilement par le trouble auquel est en proie le tissu fibreux, et sous l'influence duquel ce tissu se transforme en ses collagènes, c'est-à-dire en cartilage et parfois en os.

B. — L'enchondrome essentiel peut se rencontrer dans le testicule, ainsi que le prouvent les observations de MM. Paget, Richet, Dauvé, Lebert, etc. Toutefois, sa présence nous paraît y avoir été singulièrement exagérée. — Quoi qu'il en soit, dans le testicule, comme dans le reste de l'organisme, un noyau cartilagineux se développe, prend un volume variable, puis, arrivé à une certaine période de son évolution, il se fait çà et là, dans son intérieur une transformation graisseuse de sa substance qui se ramollit, prend la consistance et l'aspect du miel; de sorte qu'au niveau de ces points ramollis, il se forme peu à peu des vacuoles de plus en plus considérables, dont les parois cartilagineuses peu-

____

(1) Lebert. *loc. cit.* Virchow, *Arch. path.*, t. VIII.

vent arriver à un amincissement extrême par suite du ramollissement progressif de la substance qui les compose.

Dans la maladie kystique, au contraire, la tumeur est primitivement formée, ainsi que nous l'avons vu, par une trame fibreuse criblée de kystes ; puis à une période plus ou moins éloignée du début de la maladie, se développent, soit dans l'épaisseur de la trame, soit même dans l'intérieur des kystes, des noyaux cartilagineux qui, d'abord à l'état de parcelles indépendantes les unes des autres, plus ou moins multipliées, s'accroissent parfois assez pour former des masses cartilagineuses de la grosseur d'une noisette.— Mais que ces noyaux cartilagineux gardent leur volume primitif, ou qu'ils en prennent un plus considérable, continuant à se multiplier indéfiniment, ils entourent, déforment et tendent à oblitérer les kystes entre lesquels ils se sont développés ; en sorte qu'ils peuvent arriver à former la plus grande partie de la tumeur.

Comme on le voit dans les deux cas, la marche est donc positivement inverse. — Dans l'enchondrôme, tumeur constituée primitivement par une masse cartilagineuse qui se développe et à l'intérieur de laquelle se creusent secondairement les cavités.— Dans la maladie kystique, formation primitive d'une trame fibreuse ou fibro-plastique et de kystes, entre lesquels n'apparaissent que plus tard les noyaux cartilagineux. — Dans l'enchondrôme, développement des cavités *à l'intérieur* de la substance cartilagineuse, qui par son ramollissement progressif, tend à disparaître en partie. — Dans la maladie kystique, au contraire, développement des noyaux cartilagineux *entre* et quelquefois même *dans l'intérieur* des kystes, qui tendent à s'oblitérer par suite de la compression que leur font supporter ces masses cartilagineuses.

Si maintenant, après avoir suffisamment montré par le parallèle précédent les différences qui existent entre la marche de l'enchondrôme essentiel et celle des tumeurs

kystiques compliquées de productions cartilagineuses, nous
nous rappelons la description anatomique des tumeurs observées par MM. Cruvcilhier, Letenneur, Zambaco, Hancock, Thompson, Hawkins, Jouon, et présentées par
MM. Gyoux et Dauvé sous le nom d'enchondrômes du testicule, nous verrons que ces tumeurs, dont nous avons
cru devoir rapporter le résumé anatomique (1), étant constituées primitivement et essentiellement par une trame
fibreuse, renfermant une plus ou moins grande quantité de kystes, qui n'ont que des rapports de voisinage avec
les noyaux cartilagineux, sont donc des tumeurs kystiques
avec productions cartilagineuses, en tout semblables à celles
que nous avons présentées comme exemples de cette association, au commencement de cette discussion.

Enfin, tandis que, dans l'enchondrôme proprement dit,
la présence du cartilage a une importance capitale, puisqu'elle constitue à elle seule toute la lésion, dans d'autres
tumeurs, au contraire, qui se compliquent parfois de productions cartilagineuses, ainsi par exemple les tumeurs fibreuses, les tumeurs kystiques, les encéphaloïdes, la présence de noyaux cartilagineux, bien que modifiant plus ou
moins l'aspect primitif de la tumeur, n'est néanmoins qu'un
détail anatomique d'importance secondaire, dont la présence,
qui n'est qu'un fait accidentel, ou l'absence, ne font nullement perdre à la tumeur sa nature primitive et essentielle
fibreuse, kystique, ou cancéreuse.

En résumé, de cette discussion dont l'importance devait
nous faire accepter la longueur nous sommes en droit de
tirer les conclusions suivantes : — 1° contrairement à l'o-
pinion de MM. Dauvé et Béraud, il est fréquent de rencontrer des productions cartilagineuses dans des tumeurs de
nature essentiellement kystique;

2° Entre la marche des tumeurs kystiques dans lesquelles

(1) Voir Historique.

se développe du cartilage, et celle des enchondrômes dans lesquels se creusent des cavités, improprement, du reste, appelées kystes, il existe des différences essentielles dont M. Béraud nous semble ne pas avoir tenu un compte suffisant ;

3° Des noyaux cartilagineux, pouvant se rencontrer ou non dans les tumeurs fibreuses simples, dans les tumeurs kystiques, dans l'encéphaloïde du testicule, grouper ensemble celles de ces tumeurs qui offrent des noyaux cartilagineux, pour les présenter sous le nom d'enchondrôme, ainsi que l'ont fait MM. Gyoux et Dauvé, serait oublier la nature essentielle de ces tumeurs, pour donner une importance capitale à un détail anatomique accidentel.

Enfin, rapprocher ces tumeurs de l'enchondrôme proprement dit, constitué exclusivement, ainsi que nous l'avons vu, par le développement de substance cartilagineuse, serait confondre ensemble des tumeurs de nature essentiellement distincte soit au point de vue anatomique, soit au point de la marche de la maladie, soit enfin au point de vue du pronostic.

Aussi, pour nous, doit-on réserver le nom d'enchondrôme du testicule, aux tumeurs de cet organe composées primitivement et exclusivement par du tissu cartilagineux, et faire rentrer soit parmi les tumeurs kystiques, soit dans le cancer, les tumeurs kystiques ou encéphaloïdes dans lesquelles la présence du cartilage n'est qu'un phénomène accidentel et subordonné comme importance aux autres lésions.

Si maintenant, nous cherchons les éléments du diagnostic fort difficile le plus souvent, et parfois impossible de l'enchondrôme proprement dit du testicule, affection très-rare, d'avec les tumeurs kystiques, nous les trouverons dans la lenteur du développement des tumeurs enchondromateuses ; — dans leur volume qui est généralement inférieur à celui des tumeurs kystiques ; — dans leur poids considérable relativement à leur volume; — dans la dureté excessive qu'elles offrent uniformément dans tous leurs points, dureté qui éloigne totalement de l'esprit, l'idée de kystes dépressibles, parfois même fluctuants, séparés les uns des autres par des cloisons fibreuses résistantes.

V.

ÉTIOLOGIE.

L'étiologie des maladies kystiques est le plus souvent obscure; aussi insisterons-nous peu sur elle.

Hérédité. — Nous n'avons constaté son influence sur aucun des malades que nous avons interrogés.

Age. — Sur 25 sujets dont l'âge est indiqué dans notre statistique, la maladie s'est montrée chez 21 de 20 à 40 ans; l'âge adulte est donc une cause prédisposante de cette maladie. — Proposition qui n'a rien d'étonnant, puisque c'est dans cette période de la vie que s'accomplissent les fonctions du testicule, et par conséquent l'âge où doivent se produire le plus fréquemment les troubles dans la vitalité des diverses parties de cet organe.

Mauvaises conditions constitutionnelles et hygiéniques. — Influence peu prononcée, puisque le plus souvent on rencontre, ainsi que nous l'avons vu, ces tumeurs chez des individus vigoureux.

Côté de la tumeur. — Influence douteuse, puisque sur 19 sujets, la maladie s'est rencontrée 10 fois à droite, 9 à gauche.

Oblitération du cordon, de l'épididyme. — Influence nulle, puisque sur de nombreux sujets, dont ces organes étaient oblitérés depuis plusieurs années, et qu'il a examinés avec le plus grand soin, M. Gosselin n'a pas rencontré de tumeurs kystiques.

Traumatismes. — Bien que les coups, les froissements de l'organe soient invoqués pour toutes les tumeurs, soit du testicule, soit du sein, comme causes de la maladie et que leur importance ait été probablement exagérée, on ne pourrait cependant complètement la nier; proposition que prouvent quelques-uns de nos faits. — Ainsi un de nos malades se froisse plusieurs fois le testicule en faisant de la voltige, et voit se déclarer la tumeur. — Un second subit des frottements réitérés et irritants sur le testicule et voit également peu de temps après apparaître la tumeur.

Si pour contrôler cette opinion, nous consultons les auteurs, nous voyons que sur les 30 observations qui rentrent dans notre statistique, 7 fois, c'est-à-dire dans le quart des cas environ, les coups, les froissements du testicule paraissent avoir eu une influence évidente sur la production de la maladie : influence d'autant plus admissible que souvent on voit la maladie rester locale.

Syphilis et orchite blennorrhagique. — Influence qui nous paraît nulle, puisque un seul de nos malades avait eu une de ces maladies (orchite blennorrhagique), et encore y avait-il eu un intervalle de cinq ans entre l'orchite et l'apparition de la tumeur (1).

(1) Obs. 5.

VI.

Pronostic.

Dans ce chapitre, nous étudierons d'abord le pronostic des tumeurs kystiques envisagées en général, puis ensuite sous le triple point de vue : 1º de la composition anatomique des tumeurs ; — 2º de la fonction de l'organe ; — 3º de la gravité de l'opération.

A. — Si nous consultons les opinions des chirurgiens et des auteurs modernes, bien des divergences se présentent à nous. — Pour les uns en effet, A. Cooper et Roux (1), par exemple, la maladie kystique est une maladie bénigne, essentiellement locale, qui n'envahit ni le cordon, ni les ganglions, une maladie du testicule et de l'épididyme seuls.

D'autres auteurs, au contraire, et parmi eux Boyer (3), Velpeau (4), rapprochent cette maladie du cancer avec lequel ils la décrivent.

D'autres enfin, et à leur tête le savant auteur des maladies du testicule, considèrent cette affection comme restant le plus souvent bénigne, mais pouvant parfois être maligne.

Pour rejeter l'opinion de ceux qui soutiendraient la bénignité absolue de ces tumeurs, on n'a qu'à se reporter à notre statistique, où l'on trouve 9 cas de mort par suite de cachexie cancéreuse, de dégénérescence des ganglions lombaires ou enfin de tumeurs cancéreuses dans les organes (poumon, foie, colonne vertébrale, etc.) succédant à l'opération.

Dans ces faits, alors même que la tumeur avait parfois offert à la coupe un aspect complètement bénin, comme chez le sujet de Roux, et surtout comme chez un des nôtres,

(1) Annot. de Gosselin, Curling, p. 417.
(2) Boyer, t. 6, p. 727.
(3) Velpeau, Dict. en 30 t. 29, p. 489.

la maladie se comporta néanmoins comme un véritable cancer, ainsi que nous le prouve le parallèle suivant, dans lequel nous voyons la mort des malades survenir dans un
laps de temps qui ne dépasse pas sensiblement celui que
met ordinairement le cancer à repulluler, et à entraîner la
mort.

TUMEURS KYSTIQUES.

Chez 1 malade (statist. nᵒ 6) mort quelq. mois après l'op.
  » 1 » » nᵒ 17 » 5 mois »
  » 1 » » nᵒ 8 » 10 » »
  » 1 » » nᵒ 29 » 17 » »
  » 1 » » nᵒ 11 » 18 » »
  » 1 » » nᵒ 13 » 1 ou 2 ans »
  « 2 » » nᵒˢ 9 et 10 » 2 » »

Durée moyenne de la vie entre l'opération et la mort :
16 mois.

ENCÉPHALOIDE DU TESTICULE (1).

(Statistique de M. Ludlow.)

Chez 7 malades, récidive, de 3 à 6 mois.
  » 2 » » 6 à 12 »
  » 4 » » 12 à 18 »
  » 5 » » 18 à 2 ans.
  » 4 » » 2 ans à 3 ans.
  » 1 » » 4 ans à 10 ans.

Durée moyenne entre l'opération et la récidive : 14 mois.

(1) Curling, p. 405.

A ceux, au contraire, qui considèreraient cette maladie comme étant toujours maligne, nous opposerons les cas de guérison définitive observés par A. Cooper et Roux, et sur lesquels reposait l'opinion de ces illustres chirurgiens, qui, tenant trop compte des cas de guérison qu'ils avaient vus, et tirant de ces faits des conclusions trop générales, arrivèrent à cette opinion erronée à savoir, la bénignité absolue des tumeurs kystiques. — Nous opposerons également ment les faits dont parle Curling : « plusieurs sujets qu'on « a bien observés, ont vécu un certain nombre d'années et « ont succombé à une autre maladie (1) ».

Si nous consultons notre statistique, nous trouvons deux cas de guérison que l'on peut également considérer comme définitive, puisque ces sujets (2), 5 et 6 ans après l'opération jouissaient encore d'une parfaite santé. — Nous mentionnerons aussi l'état satisfaisant de quelques-uns des sujets dont nous rapportons les observations, mais sans conclure définitivement à leur égard, la date de l'opération étant encore trop récente (3).

Enfin, comme dernière preuve de la bénignité assez fréquente de ces tumeurs, au moins pendant une période plus ou moins grande de leur existence, nous remarquerons leur longue durée dans certains cas (4), sans que les ganglions, l'épididyme et le cordon se prennent, sans que l'état général offre les troubles qu'il ne manquerait pas de présenter, si les tumeurs kystiques étaient fatalement malignes dès leur début.

Resterait à discuter la fréquence relative de la bénignité

(1) Id., p. 415.
(2) Statistique, n°s 12 et 21.
(3) Observations ii et vi.
(4) Durée qui a été de 2 ans dans 5 tumeurs.
    »   5 » 3 »
    »   8 » 1 » statist.

et de la malignité de ces tumeurs : question qu'il nous semble impossible de résoudre actuellement, vu le manque de faits suivis pendant un temps suffisant, manque de faits dont nous avons précédemment cherché les raisons.

En résumé, nous partageons donc complètement l'opinion professée par Curling, par Gosselin, etc., opinion qui consiste à considérer la maladie kystique comme une maladie tantôt bénigne et tantôt maligne.

B. — Pouvons-nous maintenant établir l'existence de caractères certains avec lesquels une tumeur kystique sera bénigne ou maligne, pouvons-nous, en un mot, partager cette autre opinion du savant auteur anglais ? « Si les ob-« servations histologiques que j'ai faites venaient à être « confirmées, on reconnaîtrait la bénignité de cette affec-« tion à la présence de l'épithélium pavimenteux et sa ma-« lignité à l'existence de cellules cancéreuses à noyau »; et plus loin : « Si l'on ne trouve pas dans la tumeur de cel-« lules cancéreuses, ou plutôt si les kystes contiennent de « l'épithélium pavimenteux, on pourra en toute assurance « faire espérer au malade qu'il est guéri définitivement et « qu'il est à l'abri de la récidive (1) ».

Pouvons-nous, dis-je, admettre cette opinion posée d'une manière aussi absolue ? Evidemment non. — En effet, si la proposition qui consiste à présenter comme malignes les tumeurs à cellules cancéreuses est vraie; — ne sait-on pas, d'autre part, que trente ou quarante fois sur cent, la cellule cancéreuse manque, bien que les tumeurs soient cependant malignes (2)?..... N'avons-nous pas vu, en effet, une des tumeurs kystiques que nous avons examinées, composée uniquement d'éléments normaux, n'offrir en aucun point de cellules cancéreuses, et cependant 9 mois après l'opération, le malade être atteint de tumeurs cancéreuses internes et

(1) Curling, p. 421.
(2) Ollier, thèse de Montpellier 1856, p. 71.

deux mois après l'apparition de ces tumeurs, mourir avec tous les signes de la cachexie cancéreuse (1)?

Nous ne pouvons donc pas dire avec Curling, avec M. Trélat qui partage également la même opinion : telle tumeur n'est pas maligne, vu qu'en aucun point on n'a trouvé d'éléments cancéreux. — Mais, oserions-nous ajouter: *donc elle restera bénigne?*... Non encore, car telle tumeur bénigne en apparence au point de vue des éléments qui la composent actuellement, sera peut-être maligne dans quelques mois. — Ne voit-on pas, en effet, des tumeurs de l'orbite, des tumeurs du sein, qui, à la suite d'une première opération, ne présentent que des éléments normaux et qui cependant récidivent une ou deux fois, et à l'une de ces récidives présentent des éléments offrant tous les caractères de la malignité (2)?

Nous ne pouvons donc pas dire : cette tumeur ne présente que de l'épithélium pavimenteux, donc elle sera toujours bénigne. — Soutenir cette proposition serait refuser la possibilité de devenir malignes à des tumeurs qui, offrant à une époque anormale un développement irrégulier d'éléments multiples dont les fonctions sont plus ou moins troublées, servent de trait d'union entre la simple hyperplasie et l'hétéroplasie, entre la bénignité et la malignité.

Les faits viennent du reste appuyer notre manière de voir; si les tumeurs kystiques dans l'intérieur desquelles l'examen microscopique révèle l'existence de cellules cancéreuses et dont l'ablation est suivie de généralisation et de mort, étaient malignes dès leur début, comment expliquerait-on le long développement de quelques-unes d'elles, qui remontent à plusieurs années? — Comment expliquer cette durée, si l'on n'admet pas que ces tumeurs, bénignes pendant un certain temps, n'ont été envahies que plus tard par la mali-

(1) Observation iii.
(2) Ollier, thèse de Montpellier 1856, p. 102.

gnité ? — Voit-on en effet l'encéphaloïde du sein, du testicule, avoir une marche aussi lente, sans s'accompagner d'engorgement des ganglions, de symptômes de généralisation, de cachexie?

MM. Curling et Trélat nous paraissent donc avoir singulièrement exagéré l'importance de la cellule cancéreuse; — exagération dont la cause, du reste, était, lorsque ces auteurs exprimaient l'opinion que nous combattons, l'idée qui régnait, grâce aux travaux remarquables de Lebert, de la présence constante de la cellule cancéreuse dans toute tumeur maligne. — Mais cette cellule ne tarda pas à perdre de son importance au point de vue de la spécificité; — car, non-seulement on lui trouva des analogues à l'état normal dans certains organes, la vessie, l'uretère, par exemple, mais encore on ne la rencontra même pas dans certains cancers, sans que ces tumeurs en fussent moins malignes (1). — Puis enfin, dans les tumeurs où elle existait, on vit qu'elle ne représentait qu'une phase du développement anormal d'éléments cellulaires ; que transitoire par conséquent, elle ne tardait pas à disparaître par régression graisseuse, bien que la tumeur n'en continuât pas moins à être maligne. — Aussi les chirurgiens furent-ils alors amenés à ne donner à cette cellule une valeur significative que lorsqu'on la rencontrait dans des points de l'économie, dans lesquels elle n'existe pas normalement, sans que son absence prouvât d'une manière certaine la bénignité d'une tumeur.

Par conséquent, la cellule cancéreuse pouvant ne pas exister, n'est-ce pas seulement sa présence que l'on doit rechercher dans une tumeur kystique ou autre dont on craint la malignité, mais voir si la trame de la tumeur est baignée de liquide, s'il y a exagération de la vascularisation, conservation des éléments normaux dans leurs proportions relatives, ou prédominance anormale de l'un d'eux, s'il y a

(1) Ollier, thèse citée p. 90-96.

néoplasie simple ou multiple, hétérochronie, hétérotopie,
voir si les éléments parcourent normalement ou non les
diverses phases de leur évolution, s'il y a suractivité forma-
trice, nutritive de ces éléments, perversion de leurs fonctions et ce n'est qu'après cet examen complexe qu'on pourra
se faire une opinion probable sur la nature de la tumeur.

En résumé, bien que considérant les tumeurs kystiques
qui présentent des cellules cancéreuses, comme plus graves
que celles qui ne renferment que des éléments normaux,
nous ne pouvons cependant, à l'exemple de MM. Curling et
Trélat, regarder ces dernières comme nécessairement bénignes.

Si maintenant nous cherchons à nous rendre compte des
changements que peut apporter dans la gravité des tumeurs
kystiques, la présence des noyaux cartilagineux, bien qu'il
soit actuellement prouvé que les tumeurs cartilagineuses,
sans être à proprement parler des tumeurs malignes, peuvent cependant être suivies du développement de masses
cartilagineuses multiples dans les organes importants de la
vie et par suite de mort ; néanmoins, il ne nous paraît pas
y avoir de différence sensible dans la gravité des tumeurs
kystiques, qu'elles soient compliquées ou non de cartilage,
puisque, d'une part, dans les cas où l'issue de la maladie est
connue, la mort survint dans un laps de temps sensiblement le même pour ces deux variétés ; et que d'autre part,
dans aucune des tumeurs secondaires qui succédèrent aux
tumeurs kystiques compliquées de cartilage, nous ne trouvons mentionnée la présence de substance cartilagineuse :
propositions qui ressortent du parallèle suivant.

TUMEURS KYSTIQUES SANS PRODUCTIONS CARTILAGINEUSES.

STATIST.	ISSUE DE LA MALADIE.	ACCIDENTS CONSÉCUTIFS.
N° 6	Mort quelq. mois après l'opér.	Dégén. des gang. lomb. Cach. canc.
29	» 11 mois	id.
30	» 17	id.
11	» 18	Tum. cancér. int.
10	» 2 ans	id.

Durée moyenne de la vie à partir de l'opération : 17 mois.

TUMEURS KYSTIQUES AVEC PRODUCTIONS CARTILAGINEUSES.

STATIST.	ISSUE DE LA MALADIE.	ACCIDENTS CONSÉCUTIFS.
N° 17	Mort 5 mois après l'opér.	Encéphaloïde des gang. lomb., des poum., etc.
8	» 10 »	Tum. canc. des 2 1res côtes des 6° et 7° vertèb. cervic.
13	» 1 ou 2 ans	Dégén. encéph. d. g. lomb.
9	» 2 ans	Tumeurs cancér. internes.

Durée moyenne de la vie à partir de l'opération : 14 mois.

C — Au point de vue des fonctions de l'organe, nous avons vu que les kystes en se développant dans le corps d'Highmore, oblitéraient en partie les canaux droits, refoulaient et comprimaient les tubes séminifères dont l'épithélium ne tardait pas à perdre ses caractères propres. — Dès le début de la maladie, les fonctions du testicule atteint sont donc définitivements perdues. — Résultat dont la gravité est atténuée par ce fait que les tumeurs kystiques étant toujours unilatérales, l'autre testicule peut continuer à sécréter et le sujet remplir encore ses fonctions génitales ; fait qui nous a été rapporté par plusieurs de nos malades, et que celui de Hancock exprimait en répondant assez naïvement à ce chirurgien six mois après l'opération : « Je suis aussi bon mâle que jamais ».

Que conclure des remarques précédentes au point de vue du traitement, si ce n'est que lorsque le chirurgien s'est arrêté à l'idée de l'existence d'une tumeur kystique, comme il ne peut être absolument sûr qu'elle ne soit pas cancéreuse, ou qu'elle ne le devienne pas, il devra, sans recourir à un traitement médical toujours et nécessairement infructueux, pratiquer l'ablation du testicule.

Opération peu grave (1) qui ne rencontre du reste que bien rarement des contre-indications, puisque nous avons vu que le plus souvent la maladie se montre chez des sujets jeunes et vigoureux, n'amène que très-lentement l'engorgement du cordon et des ganglions, et ne s'accompagne que bien exceptionnellement aussi de symptômes généraux de cachexie. — Aussi croyons-nous que l'on doit recourir à l'ablation du testicule, non dans l'espoir de voir la guérison définitive suivre l'opération aussi souvent que le disait A. Cooper, mais pour délivrer le malade d'une tumeur qui, bénigne, est néanmoins gênante et parfois douloureuse, peut enfin devenir plus tard cancéreuse ; qui, maligne au contraire, est une cause puissante de généralisation, que l'on doit supprimer le plus promptement possible.

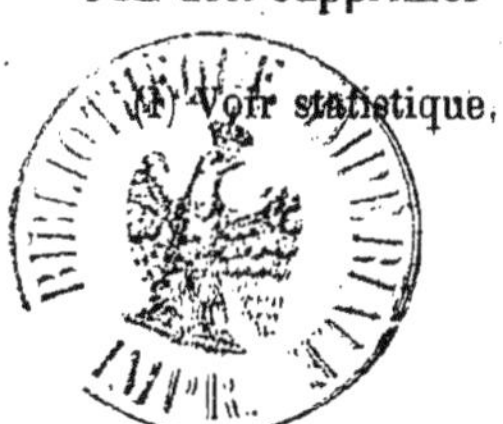

(1) Voir statistique.